우리 아이 **열날 때** 어떻게 하나?

우리 아이
열날 때 어떻게 하나?

약학박사 **임교환**

도서
출판 **東醫韓方**

CONTENTS

|서 문| 8

Part 1 어린아이들은 어떠한 경우에 열이 나나?

1. 겨울철 감기에 걸리면 열이 난다. 18
2. 아이가 스트레스를 받으면 열이 난다. 28
3. 여름철 더위로 인하여 열이 난다. 42
4. 어린아이에게 생후 약 2년 동안 원인을 알 수 없는 발열증상이 수기석으로 나타나는데 이를 지혜열(智慧熱)이라고 부른다. 54
5. 인삼(人蔘), 홍삼(紅蔘), 산삼(山蔘), 녹용(鹿茸), 꿀 등을 먹이면 열이 난다. 58
6. 일교차가 큰 봄철에 감기에 걸려서 열이 나거나 날씨가 따뜻해지면서 겨울 추위 때문에 나오지 못하였던 장부의 열이 몸 밖으로 나오느라 열이 난다. 66
7. 다양한 예방주사를 맞으면 열이 난다. 80

Part 2 염증(炎症)은 왜 발생하나?

1. 염증(炎症)이란 무엇이고 염증이 발생하는 원인은 무엇인가?   88
2. 오장육부(五臟六腑) 이외의 장소에서 염증은 왜 발생하나?   102
3. 녹용유감(鹿茸有感)   110
4. 영유아를 비롯한 어린아이들의 돌연사(突然死)는 대부분 젖이나 우유, 이유식, 떡, 계란, 고구마 등을 먹고 체(滯)하여 발생한다.   122
5. 감기에 걸리면 왜 헛소리를 하게 되며 또는 의식을 잃거나 소위 열성경련을 하는가?   136
6. 열이 나는 것은 매우 좋은 증상이다. 따라서 어린아이에게 심각한 고열이 있다고 해도 절대로 사망에 이르지 않는다. 잘못된 서양의학적 처치와 복용한 양약의 부작용이야말로 어린아이의 생명을 위협하고 있다.   150

Part 3 우리아이 열날 때 어떻게 하나?

1. 온수로 물찜질을 해준다.   172
2. 손가락 끝, 발가락 끝에 사혈(瀉血) 해준다.   174
3. 백회혈(百會穴) 부위나 귓불 부위를 사혈(瀉血) 해준다.   178
4. 대변을 못 본 경우에는 관장을 해준다.   182
5. 갈증이 있으면 천일염을 적당히 탄 소금물을 먹인다.   186

Part 4. 아이가 열날 때 절대로 해서는 안 되는 처치들

1. 기운이 없어 보인다고 함부로 인삼(人蔘), 홍삼(紅蔘),
   산삼(山蔘), 녹용(鹿茸), 꿀 등의 보약을 먹이지 말아야 한다. 194
2. 열이 있으면서 하루 이틀 동안 음식을 먹지도 못하고
   구토(嘔吐) 또는 설사(泄瀉)를 한다고 해도
   수액제제의 투여에는 신중을 기하여야 한다. 198
3. 검사를 이유로 혈액이나 척수액을 함부로 뽑지 말아야 한다. 200
4. 갈증이 없을 때에는 물을 강제로 먹여서는 안 된다. 204
5. 발열과 함께 구토(嘔吐) 혹은 설사(泄瀉)의 증상이 있을 때에는
   진토제(鎭吐劑)나 지사제(止瀉劑)를 복용시키면 안 된다. 206

| 후 기 210

| 추천도서 217

|서 문|

　우리 아이 열이 날 때 어떻게 하나? 아이가 열이 나면 모든 부모들은 심각한 응급상황이라고 인식하고 크게 걱정하며 우왕좌왕하게 된다. 세상 모든 부모들이 아이에게 해열제를 복용시키고 그래도 열이 내리지 않으면 큰 두려움에 떨며 당연히 아이를 응급실로 데리고 가야 한다고 생각한다.

　필자는 응급실로 아이를 데리고 갈 필요도 없이 매우 간단하고 안전하게 전혀 후유증 없이 돈 한 푼 들이지 않고 자신의 집에서 아이의 열을 내릴 수 있는 방법을 소개하려고 한다.

　아이가 열이 나는 여러 가지 원인 중에 대부분은 마땅히 폐렴(肺炎), 기관지염(氣管支炎), 뇌염(腦炎), 신장염(腎臟炎) 등 다양한 염증(炎症)때문이라고 단정할 수 있다. 따라서 염증이 근본적으로 낫지 않으면 발열(發熱)의 증상 즉 열이 나는 증상 역시 낫지 않는다. 염증이 가라앉아야 열이 더 이상 나오지 않고 점점 내려간다는 뜻이다.

필자가 소개하는 방법을 사용하여 아이의 열을 내릴 수 있는 이유는 당연히 아이가 앓고 있는 다양한 염증도 근본적으로 낫게 하기 때문이다.

아이가 열이 날 때 어떻게 해야 하나? 대단히 심각한 문제이다. 경황이 없는 젊은 부모들에게 한 치의 착오도 없는 정확한 방법을 알려주어야 한다. 그 방법은 진실해야 하며 말할 필요도 없이 상업적인 복선을 깔고 있어서는 안 된다. 장삿속이 없어야 한다는 말이다.

고려시대, 조선시대에 국민투표로 왕을 뽑자고 누군가 주장하였다면 어떤 계층의 사람들이 가장 극렬하게 반대하였을까 하는 질문을 많은 사람들에게 해 본 적이 있다. 당연히 왕과 귀족들이 극렬하게 반대하였을 것이라고 대답을 한다. 정확한 답변이라고 본다. 그러나 일반 백성들도 투표로 왕을 선출하자는 제안을 왕과 귀족 못지않게 왕과 귀족의 편에 서서 더욱 격렬하게 반대하였을 것이다. 왕정(王政)이라고 하는 체제에 오랫동안 길들여져 온 그 시대의 백성들은 민주주의 같은 또 다른 정치체제가 있다는 것을 상상조차 하지 못하였기 때문이다.

오늘날 많은 사람들에게 서양의학은 그 옛날 왕정시대의 왕처럼 민중(民衆) 위에 군림하고 있다. 혈당 수치가 높으니 약을 평생 복용하시오. 혈압이 높으니 약을 평생 복용하시오. 콜레스테롤 수치가 높으니 약을 평생 복용하시오. 이 약을 먹으면 심장병이 예방되니 평생 복용하시오. 갱년기가 되었으니 여성호르몬제를 복용하시오. 옛날 임금님의 추상(秋霜)과 같은 명령에 몸 조아려 복종하듯이 전혀 의심하지 않고 맹종하여 선량한 많은 백성들이 식사 후에는 일제히 호주머니에서 서너 가지 약을 꺼내 복용하고 있다.

혈당을 내리는 약의 복용 여부를 결정하는 서양의학이 설정해 놓은 그 기준이 과연 진실한가? 혈압을 내리는 약의 복용

여부를 판단하는 서양의학이 설정해 놓은 그 기준이 과연 정확한 것인가? 콜레스테롤이 과연 심장병을 정말 일으키는가? 소위 여성들의 갱년기에 나타나는 다양한 미미한 증상들을 없어지게 하기 위하여 심각한 부작용을 가지고 있는 여성호르몬제를 복용하는 것은 그야말로 교각살우(矯角殺牛)의 우매한 짓이 아닌가?

 서양의학이라는 왕을 뒤에서 조종하여 전 세계인들에게 적당한 운동만 하면 나아질 간단한 질병에 불필요한 약을 평생 구입해서 먹게 하려는 서구제약 자본의 마케팅 전략의 승리로 많은 선량한 백성들이 식후에 서너 가지 종류의 약을 경건하게 하루 세 번 먹고 있는 것은 아닌가? 이런 건강한 의심을 제기(提起)하는 지혜로운 사람들에게 서양의학이라는 왕(王)을 따르고 무조건 섬기는 많은 사람들의 가차 없는 비난이 이어진다. 왕정시대에 왕이 제일 두려워하였던 역모(逆謀)의 죄를 뒤

집어씌운다. 과격하고 급진적이고 불경하고 불순한 의심이라고 매도한다.

　서양의학만이 모든 질병을 낫게 하는 유일한 방법이 아니다. 서양의학은 신앙도 아니고 요술방망이도 아니라는 말이다. 질병을 낫게 하는 또 다른 의학세계가 있다는 것을 알아야 한다. 왕정시대에 길들여진 민중들이 민주주의를 도저히 이해하지 못하였기 때문에 수백 년이 지나 비로소 민주주의가 자리를 잡게 된 것처럼 서양의학이 왕처럼 군림하고 있는 이 시대에 서양의학에 길들여진 민중들의 몰이해(沒理解)로 질병을 낫게 하는 또 다른 방법 또 다른 의학세계가 자리를 잡기까지는 지난(至難)한 세월을 필요로 할 것이다.

　아이가 열이 날 때 병원 응급실에 가서 여러 가지 서양의학적 처치와 약물 투여로 완치가 된다면 열이 나는 아이를 당연히 신속하게 병원으로 데리고 가라고 강력하게 충고하여야 한다.

응급실에 가지 말고 필자가 권하는 방법을 집에서 아이에게 사용하여 발열과 염증을 낫게 할 수 있다는 내용의 이런 책을 집필할 필요도 없고 절대로 책을 출간해서도 안 된다. 필자는 아이가 열이 날 때 병원에 데리고 가서 애당초 잘못된 서양의학적 처치와 복용한 약의 부작용으로 인하여 아이를 잃는 부모들을 많이 보았다.

극히 일부 교회의 목사가 세습을 하고 신도와 간통(姦通)을 해도 여전히 그 교회에 다니는 신자(信者)의 수가 거의 줄지 않는 것처럼 오류투성이라고 할 수 있는 서양의학의 이론을 기반으로 병원에서 행하여지는 잘못된 처치와 환자에게 투여한 약물의 부작용으로 고통받고 있는 환자들이 수 없이 많은데도 불구하고 여전히 많은 사람들이 병원으로 달려가 서양의학의 품에 안겨 무병(無病)과 장수(長壽)를 꿈꾸고 있다. 자본주의 사회에서는 정확한 의학적인 진리라고 해도 자본이 후원하지 않으면 널리 펼치기 어렵다. 극히 상업적인 매우 잘못된 의학 이론도 자본의 후원을 받으면 만고(萬古)의 진리처럼 전 세계인을 교화(敎化)시킨다.

서양의학이 많은 사람에게 신앙이 되어버린 이 시대에 자본의 후원도 못 받는 달랑 이 책 한 권으로 많은 사람들을 개종(改宗)시켜 가정마다 어린아이를 잃는 안타까운 비극을 예방하고자하는 필자의 순수한 꿈은 아마 애당초 순진하고 허무맹랑한 것인지도 모른다. 다만 지혜로운 몇 사람이라도 이 책을 읽고, 이 책에서 권하는 방식으로 자신의 어린아이를 건강하게 키워 감당할 수 없는 참담한 비극을 겪는 일이 없게 된다면 매우 아쉽지만 그래도 큰 보람으로 여길 것이다.

서양의학을 신앙처럼 숭배하는 많은 사람들에게 이 책은 매우 비과학적이고 불온한 서적으로 당연히 매도될 수도 있을 것이다. 지구가 둥글다고 외친 사람은 틀린 주장을 한 것이 아니라 왕정시대에 민주주의를 외친 사람들처럼 민중보다 너무 앞서서 달렸기 때문이다.

필자 역시 학자(學者)로서 잘못된 의학적 주장을 하는 것이 아니라 민중들이 십수 년이 지나면 너무나도 당연한 진리로 여길 의학적 진실을 미리 앞서서 외치고 있을 뿐이다.

1. 겨울철 감기에 걸리면 열이 난다.
2. 아이가 스트레스를 받으면 열이 난다.
3. 여름철 더위로 인하여 열이 난다.
4. 어린아이에게 생후 약 2년 동안 원인을 알 수 없는 발열증상이 주기적으로 나타나는데 이를 지혜열(智慧熱)이라고 부른다.
5. 인삼(人蔘), 홍삼(紅蔘), 산삼(山蔘), 녹용(鹿茸), 꿀 등을 먹이면 열이 난다.
6. 일교차가 큰 봄철에 감기에 걸려서 열이 나거나 날씨가 따뜻해지면서 겨울 추위 때문에 나오지 못하였던 장부의 열이 몸 밖으로 나오느라 열이 난다.
7. 다양한 예방주사를 맞으면 열이 난다.

Part 1

어린아이들은 어떠한 경우에 열이 나나?

1
겨울철 감기에 걸리면 열이 난다.

사람의 피부와 몸의 외부에 존재하는 조직들은 사람 몸속에 들어있는 오장육부(五臟六腑)와 연결이 되어있다. 예를 들면 심장(心臟)은 이마와 팔, 혀, 손과 연결되어 있으며, 폐(肺)는 등과 가슴, 코, 위(胃)는 얼굴과 배, 입, 간(肝)은 허벅지, 옆구리, 겨드랑이, 무릎, 귀, 신장(腎臟)은 다리와 발, 비장(脾臟)은 입술, 눈썹, 대장(大腸)은 엉덩이, 항문과 긴밀하게 연결이 되어 있다. 이러한 옛사람들의 주장은 매우 비과학적이고 심지어는 미신처럼 보이기 쉽다. 그러나 다음의 설명을 이해한다면 옛사람들의 지혜를 깨닫게 될 것이다.

서양의학은 바이탈 싸인(Vital sign)이라는 즉 생명의 신호라고 말하는 호흡, 맥박, 체온, 혈압 이 네 가지를 측정하여 환자의 생명활동을 점검하여 다양한 질환을 감별하고, 질병의 경중(輕重)을 가리거나 그야말로 생명의 위급함의 정도를 가늠하며, 당연히 사망 여부를 결정하기도 하는 중요한 지표로 삼기도 한다.

네 가지 신호 중에서 체온은 대단히 중요한 진단의 기초가 된다. 만약 환자의 이마에서 측정된 체온, 구강에서 측정된 체온, 겨드랑이에서 측정된 체온, 항문에서 측정된 체온, 귀에서 측정된 체온 중에 한 가지라도 40도를 크게 상회한다면 서양의학적으로 뇌염, 급성폐렴을 비롯한 심각한 다양한 염증성 질환을 의심하게 되고 응급환자로 분류될 수도 있을 것이다.

그러나 생각해보자. 단순히 이마의 온도가, 귓구멍의 온도가, 항문의 온도가, 겨드랑이의 온도가 즉 인체의 외부에서 측정된 체온이 매우 높게 나왔다고 해서 즉 바꾸어 말하면 이마가, 구강이, 항문이, 겨드랑이가, 귓구멍이 단순하게 매우 뜨거워졌다고 해서 응급환자로 분류되고 인체 내부에 심각한 다양한 염증성 질환을 의심한다고 하는 것은 바로 인체의 외부와 인체의 내부가 긴밀하게 연결되어 있다고 주장하는 옛사람들의 이론이 옳다는 것을 증명하고 있는 것이다.

군이 옛사람들의 이론을 인용할 필요도 없이 본래 인체의 내부에서 생산된 열기는 당연히 피부로, 입으로, 귀로, 항문으로, 코로, 겨드랑이로 나오게 되고, 이곳의 온도를 측정하여 체온이라고 말하는 것이므로 따라서 외부에서 측정한 체온으로 인체 내부의 온도를 파악하여 오장육부(五臟六腑)가 얼마나 뜨거워졌느냐는 것을 정확하게 판단할 수 있게 되는 것이다.

겨울에 사람이 추위에 오래 노출되어 추위에 떨게 되면 추위로 인하여 사람 온몸의 피부와 살과 근육이 차가워지면서 땀구멍도 막혀 땀도 전혀 나오지 않게 되고, 인체 외부에 있는 모든 혈관들이 수축되면서 내부에서 생산된 체온이 피부를 통하여 밖으로 나가지 못하게 된다. 물론 더욱 오랜 시간 추위에 떨게 되고 따뜻한 곳으로 들어가지 못한다면 당연히 동사(凍死)하게 될 것이다. 그러나 대부분의 사람들은 정도의 차이가 있지만 온몸이 춥고 떨리는 오한(惡寒)의 증상과 함께 팔다리가 쑤시고 콧물, 기침 등의 증상을 호소하면서 따뜻한 곳으로 들어와 방안의 온도를 높이고, 이불을 두껍게 덮으면서 온몸을 따뜻하게 할 것이다.

예를 들어 한 겨울에 사람이 세 시간 동안 추위에 벌벌 떨고 있었다면 세 시간 동안 피부를 통하여 인체 외부로 발산되지 못한 인체 내부에서 생산된 열기가 몸속에 점점 쌓이게 될 것이다. 당연히 감기에 걸리지 않아 즉 추위에 떨지 않아서 인체 내부의 열기가 외부로, 피부로 잘 나왔던 평소보다 인체 내부의 온도가 상승하게 될 것이다. 이렇게 추위 때문에 몸 밖으로 나가지 못하고 몸속에 쌓인 열기는 따뜻한 곳에 들어와 몸을 따뜻하게 해주면 추위 때문에 차가워졌던 피부와 살과 근육이 따뜻해지면서 닫혀있었던 땀구멍도 열리고 피부를 흐르는 혈관도 확장되면서 서서히 몸 밖으로, 전신의 피부로, 항문으로, 귀로, 구강으로, 겨드랑이로, 이마로 나오게 된다. 바로 이때 사람들은 소위 열이 난다고 말하는데 바로 열이 나온다는 뜻이다. 생각해보면 너무나도 자연스러운 현상이다.

다시 한번 요약해서 설명하면 추운 곳에서 떨고 있었을 때 나오지 못한 인체 내부의 열기가 따뜻한 곳으로 들어와 인체의 외부를 따뜻하게 해주었더니 비로소 몸 밖으로 나오는 현상을 사람들은 '열이 난다(발열 (發熱))', '열이 나온다'고 표현하고 있으며, 이때 체온을 측정하면 당연히 평소보다 높게 측정되는 것이다.

감기에 걸리자마자 사람이 매우 추워하고 있을 때에는 당연히 추위로 인하여 사람의 피부, 살, 근육이 차가워졌으므로 평소의 정상체온보다 낮은 체온이 외부에서 측정되었을 것이다. 그러나 따뜻한 곳으로 들어와 추위로 인하여 피부로 발산되지 못하고 몸속에 쌓인 열기가 서서히 한꺼번에 외부로 나오게 될 때에는 당연히 평소보다 높은 체온이 외부에서 측정될 것이다.

따라서 감기에 걸려서 열이 나는 증상 즉 열이 몸 밖으로 나오는 현상 즉 감기에 걸리면 인체 외부에서 측정된 체온이 높게 나타나는 현상은 절대로 병원 응급실로 뛰어가야 하는 증상이 아니라 매우 자연스럽고 당연한 증상이라고 할 수 있다. 추위로 인하여 발산되지 못한 인체 내부의 열기가 몸 밖으로 모두 나와 버리면 곧 정상체온으로 회복될 것이다.

따라서 감기에 걸려서 열이 나는 현상은 결국 열을 떨어뜨리기 위한 자구적인 인체의 노력으로 이해하여야 한다. 또한 열이 나는 증상 즉 발열 현상은 열을 내리게 할 뿐만 아니라 감기로 발생한 발열 이외의 여러 가지 증상도 자연스럽게 스스로 치료하는 작용을 하고 있다.

만약 사람이 겨울에 산속에서 실종이 되었다가 10시간이 지난 후에 발견하여 따뜻한 곳으로 옮겨와 두꺼운 이불을 덮어주고 방을 따뜻하게 해주었는데도 불구하고 환자의 온몸이 얼음장처럼 줄곧 차갑고 뻣뻣하다면 그 사람은 동사(凍死)한 사람으로 진단하여도 무방할 것이다.

그러나 똑같은 상황에 있었던 환자를 따뜻하게 해주었을 때 추위로 나오지 못하였던 인체 내부 열기가 처음에는 조금씩 몸 밖으로 나와서 몸이 점점 따뜻해지고 온몸의 강직이 약하게 풀리고 있다면 즉 외부 체온이 조금씩 상승한다면, 잘하면 이 환자는 살릴 수 있겠구나 하는 생각을 하게 될 것이다. 또한 사람들은 환자의 온몸이 더욱 따뜻해지길 기도할 것이다. 조금 더 많은 열기가 몸 밖으로 나와서 즉 고열(高熱)이 나와서 얼음과 같았던 온몸이 더욱 뜨거워지기를, 그리하여 온몸의 강직이 더욱 많이 풀리기를 간절하게 기원할 것이다. 이어서 10시간 동안 나오지 못하고 몸속에 쌓인 많은 열기가 외부로 한꺼번에 나오느라 비로소 심각한 고열이 몸 밖으로 나와 외부 체온이 매우 높게 측정된다면 주변의 사람들은 열이 나오는 것을 보니 이제 이 사람은 살았다고 쾌재를 부르면서 크게 환호할 것이다.

　이러한 사례를 보더라도 겨울철에 감기에 걸려서 발생하는 발열은 환자가 마땅히 겪어야 하지만 예후를 전혀 걱정하지 않아도 되는 참으로 좋은 현상인 것이다. 사람은 겨울의 추위 때문에 감기에 걸려서 발생하는 당연한 자연스러운 발열 때문에 사망에 이르는 수는 없다. 추위 때문에 죽는다면 바로 동사(凍死) 밖에 없는 것이다.

　다시 한번 강조하건대 감기에 걸려서 열이 나는 현상, 열이 나오는 현상 즉 외부에서 측정한 체온이 높게 나오는 현상은 발열을 포함한 감기로 발생한 모든 증상들이 스스로 치유되는 과정에서 나타나는 당연하고 너무나 자연스러운 증상이라는 것이다. 따라서 환자가 발열이 심각하면 심각할수록, 외부에서 측정된 체온이 높으면 높을수록 추위 때문에 몸속에 쌓인 열기가 몸 밖으로 신속하게 한꺼번에 많이 나오고 있다는 확실한 증거로 이해할 수 있다. 그러므로 매우 한심한 말로 들리겠지만 감기에 걸린 환자가 고열을 보일수록 아무런 특별한 조치를 취하지 않아도 조금만 기다리면 평소의 정상체온으로 곧 회복될 것이라고 오히려 확신할 수 있다는 것이다.

다시 설명하겠지만 물로 찜질을 해주면 더욱 열이 몸 밖으로 신속하게 잘 나가게 된다. 대체로 사람들이 감기에 걸려 따뜻한 곳으로 들어와 몸을 따뜻하게 하면 처음에는 미열(微熱)이 밖으로 나오다가 점점 고열(高熱)이 나오게 되는데 이때 응급실로 달려간다.

병원에서는 환자가 고열이 난다고 환자의 옷을 벗기고 얼음을 겨드랑이나 사타구니에 끼우는 등 온몸을 얼음으로 식히려고 하는데 대단히 잘못된 위험한 처치이다. 사람이 추위에 떨면서 피부로 발산되지 못한 내부의 열기가 몸 밖으로 잘 나오고 있는 당연한 증상인 발열을 식히기 위해서 옷을 벗기고 얼음을 이용하여 찜질을 하면 피부가 다시 차가워지면서 땀구멍도 막히고, 피부를 흐르는 혈관도 좁아지므로 밖으로 잘 나오던 열기가 다시 막혀 나오지 못하게 되므로 인체 내부의 온도가 다시 심각하게 상승하게 되어 또 다른 위험한 증상이 발생하게 된다.

발열은 지극히 좋은 현상이므로 오히려 열이 밖으로 잘 나오게 도와주어야 한다. 내부(內部)의 열이 밖으로 잘 나오게 하여 주는 처치는 바로 따뜻한 물로 찜질을 해 주는 것이다. 만약 차가운 물로 찜질을 해주면 얼음찜질을 하는 것보다는 덜 하겠지만 역시 인체 밖으로 잘 나가고 있는 열기를 막아버리는 역효과를 초래하므로 좋은 방법이 아니다.

물에 적신 수건을 아이의 몸에 접촉시켰을 때 아이가 움찔하고 놀라지 않아야 알맞은 온도라고 할 수 있다. 외부에서 측정된 체온이 만약 42도인데 45도의 물로 찜질한다면 오히려 외부에서 열기를 더욱 첨가해주는 역효과가 나타나므로 밖에서 측정된 체온보다 낮은 온도의 물로 찜질을 해주어야 한다. 발열의 정도 또는 환자의 나이 등에 따라 다소 차이가 있겠지만 적어도 30도를 넘는 따뜻한 물로 찜질을 해주어야 외부로 열이 더욱 잘 나오게 된다는 것이다. 열을 내리는 더 자세한 여러 가지 처치법은 책의 후반부에 기술하였다.

겨울철 추위로 감기에 걸려서 발생한 체온의 상승은 아무리 고열이라고 해도 발열을 비롯한 감기로 수반되는 모든 증상들이 스스로 치유되는 과정에서 나타나는 너무나 자연스럽고 당연한 증상이므로 절대로 혼비백산할 필요가 없다.

2

아이가 스트레스를 받으면 열이 난다.

건강에 관련된 강의 중에 어느 정도 나이의 사람들이 제일 스트레스를 많이 받고 사는가에 관한 질문을 하곤 한다. 아무리 노력해도 취직이 잘되지 않는 이삼십 대라고 대답하는 사람들도 있었고, 대부분 자식들의 대학 등록금, 결혼자금까지 걱정해야 하는 오육십 대라고 대답하는 사람들이 가장 많았으나 모두 정답이 아니다. 갓 태어난 갓난아이부터 열 살 정도까지의 어린아이들이 크나큰 스트레스를 가장 많이 받고 산다고 할 수 있다. 신생아부터 적어도 열 살까지의 어린아이들은 문명(文明) 이전의 원시시대에 인간이 가지고 있던 초능력을 그대로 지니고 있다. 연어가 자신이 부화된 곳을 정확하게 찾아오는 초능력, 수십만 마리의 박쥐가 동굴 벽에 붙어 있는 역시 수십만 마리의 새끼 중에서 자기 새끼를 정확하게 찾아내는 초능력, 게가 해일(海溢)이나 쓰나미가 오기 전에 일찍감치 먼저 알아차리고 해변으로 피신하는 초능력, 오리가 어디에서 부화하여 태어났든 지에 관계없이 당연히 한 번도 가본 적이 없는 가장 가까운 물을 찾아가는 초능력, 이러한 동물들의 초능력보다 더욱 월등한 능력을 만물의 영장인 인간은 날 때부터 가지고 태어난다는 것이다.

영유아가 지니고 있는 초능력 중에 한 가지를 예로 들어보자. 세 살, 네 살, 다섯 살 정도의 어린아이는 엄마가 자신의 경쟁자인 동생을 임신한 사실을 일찌감치 알아버린다. 엄마가 임신하여 첫 생리(生理)를 거르지 않았는데도 벌써 아이는 평소보다 엄마에게 더욱 집착하며 짜증을 많이 내는 등 행동거지가 크게 달라진다. 따라서 둘째 아이의 임신 여부는 임신 테스트기를 사용하여 임신 진단 테스트를 해 볼 필요가 없다. 큰 아이의 행동거지를 잘 살펴보는 것만으로도 임신 여부를 아주 초기에 정확하게 알 수 있는 것이다.

　이런 경험을 직접 마주했었던 엄마들이 적지 않겠지만 아직 엄마의 배도 불러오지 않았는데, 생리를 거르지도 않았는데 어떻게 큰 아이가 엄마의 임신을 알아낼 수 있을까 의심을 하는 독자들이 있을 것이다. 엄마의 배가 불러온다고 해도 큰 아이가 그 속에 동생이 들어있다는 것을 어떻게 알 수 있겠는가? 만약 엄마의 배가 불러와 임신한 사실이 외부적으로 확실하게 나타났다고 해서 성인들은 임신하였다는 사실을 정확하게 파악하였다고 하더라도 임신이 무엇인지를 도무지 아직 모르는 큰 아이는 엄마의 불러온 배 속에 자신의 동생이 들어있다고 하는 사실을 전혀 모르는 것이 당연하다. 그런데도 불구하고 큰 아이는 엄마의 배 속에 자신의 경쟁자가 들어있다는 사실을 정확하게 인지할 뿐만 아니라 엄마의 배가 점점 불러와 즉 둘째 아이의 출산이 가까워질수록 자신의 경쟁자가 곧 나타날 것이라는 것을 이미 정확하게 파악하고 있으므로 아이의 유별난 행동은 점점 더욱 심해진다. 큰 아이의 행동으로 임신 여부를 판단할 수 있을 뿐만 아니라 정확한 출산 날짜까지 미루어 짐작할 수 있다는 것이다. 이러한 어린아이의 유별난 행동을 일컬어 민초들은 '아수를 탄다', '아수 타느라고 그런다'고 말하고 있는데 아이의 초능력 중에 하나라고 볼 수 있다.

  밤에 잘 울지 않던 젖먹이 어린아이가 요즈음 유난하게 밤에 많이 울면서 잠도 잘 자지 않는다고 호소를 하는 젊은 엄마와 상담을 한 적이 있다. 상담 중에 아기 엄마는 남편과 헤어지려고 마음을 먹고 이혼 소송을 시작하고 나서부터 아이가 그러한 증상을 보이기 시작하였다고 말하였다. 이렇게 어린 젖먹이 아이가 엄마가 아이 아빠와 헤어지려고 마음먹은 것을 결심한 사실을 도저히 미리 알고 그럴 수는 없을 터인데 혹시 혼잣말을 했다고 해도 당연히 못 알아들을 나이인데 참으로 이상한 일이라고 말하고 있었다. 엄마가 그런 결심(決心)을 하는 순간 엄마의 심장박동의 형태, 호흡의 형태는 평소와 달리 크게 변화하게 되고, 당연히 체온도 달라지므로 아이는 본인의 초능력으로 무엇인가 자신에게 좋지 않은 일이 생겼다는 것을 모두 알아낼 수 있는 것이다. 만약 엄마가 이혼을 하고 아이를 직접 양육하지 않고 다른 곳에 맡길 결심까지 하였다면 당연히 아이는 초능력으로 그 사실도 정확하게 인지하게 되므로 엄마가 이혼만 결심하였을 때보다 더 많이 울고 더욱 잠을 이루지 못하였을 것이다. 따라서 이혼을 눈앞에 둔 엄마의 사례는 바로 아이가 갖고 있는 많은 초능력 중에 하나가 발휘되어 발생한 일이다. 아이가 날 때부터 갖고 있는 초능력을 인정해야만 설명이 가능한 일이라고 할 수 있다.

  간혹 고층 아파트에서 떨어진 어린아이가 별 부상도 입지 않고 멀쩡하게 살았다는 방송 뉴스를 들어본 적이 있을 것이다. 이런 물리학 법칙을 거스르는 도저히 규명할 수 없는 현상 역시 아이가 가지고 있는 초능력으로만 설명이 가능하다. 성인들이 어린아이라서 당연히 모를 것이라고 간주해버리는 일들을 어린아이는 초능력으로 미리 더 정확하게 잘 알고 있으며, 당연히 느끼지 못할 것이라고 생각하는 여러 가지 감정들을 어린아이는 더욱 예민하게 느끼고 있으므로 어린아이가 오히려 성인보다 더욱 큰 스트레스를 받고 있다고 말할 수 있다.

 그뿐만 아니라 성인들처럼 스트레스를 해소하는 운동이나 취미생활, 음주, 흡연을 할 수도 없고, 노래방에 출입할 수도 없고, 호소할 친구도 없고, 당연히 자신의 고통을 조리 있는 말로 표현하지 못하고, 울음으로만 호소할 수밖에 없으므로 더욱 큰 스트레스 속에 살고 있다고 볼 수 있다.

 어린아이는 다음과 같은 상황에서 큰 스트레스를 받게 된다.

동생을 보았을 때

 큰 아이가 동생을 보게 되면 굉장한 스트레스를 받게 된다. 큰 아이는 역시 초능력을 발휘하여 처음부터 동생을 엄마와 아빠의 관심과 사랑을 앗아가는 심각한 경쟁자로 인식하므로 애당초 엄마의 배 속에 동생이 있었을 때부터 큰 스트레스를 받게 된다. 이윽고 동생이 태어나 엄마아빠의 품에 안겨 있는 모습을 보게 되면 큰 아이는 매우 큰 충격을 받게 된다. 부인이

남편의 외도 현장을 직접 목격하였을 때 느끼는 화산처럼 치밀어 오르는 분노보다 더욱 큰 분노를 느끼며 심각한 배신감에 치를 떨게 된다. 자신의 동생이고, 갓난아이이고 또한 젖을 먹어야 하므로 잠시 엄마 품에서 지내야 한다는 것을 큰 아이가 이해할 것이라고 생각하는 것은 바로 어른들의 눈높이에서만 바라본 한심한 기대에 불과하다. 큰 아이는 누워 잠이 든 동생을 그냥 밟고 지나가기도 한다. 엄마가 보지 않을 때 꼬집고 때리기도 한다. 사람이 스트레스를 받게 되면 오장육부가 매우 뜨거워진다. 사람들은 스트레스를 받았을 때 소위 '열 받는다' 또는 '속이 끓는다'는 등의 말을 많이 하는데 바로 스트레스로 오장육부가 크게 뜨거워진다는 말이다.

한겨울에 눈이 쌓였다가 얼어 버려서 그야말로 빙판이 된 도로에서 버스기사와 택시기사가 차선 시비가 붙어 서로 싸우는 모습을 본 적이 있다. 두 사람 모두 구두와 양말은 벗겨진 채로 상의를 전부 벗어던지고, 알몸으로 부둥켜안고 얼음판을 뒹굴고 있었다. 이렇듯 분노는 오장육부를 뜨겁게 하고, 뜨거워진 오장육부의 열기는 피부를 통하여 인체 외부로 나오게 되므로 한겨울에도 전혀 추위를 느끼지 못하게 만든다. 양주, 인삼, 홍삼, 녹용, 꿀, 옻 등은 오장육부를 매우 뜨겁게 하는 작용을 가지고 있는데 그런 것들을 섭취했다고 해도 겨울에 상의를 모두 벗고 알몸으로 거리를 배회하지는 못한다. 따라서 분노만큼 오장육부를 뜨겁게 하는 것은 세상에 아무것도 없다는 것이다.

어린아이가 동생을 보게 되었을 때 자연스럽게 느끼게 되는 분노의 크기는 매우 커서 오장육부를 불덩이처럼 뜨겁게 만든다. 당연히 뜨거워진 오장육부의 열기는 피부를 통하여 밖으로 나오게 되므로 외부에서 측정된 체온은 마땅히 크게 상승하게 된다. 곧 열이 나온다, 열이 난다는 것이다. 크게 스트레스를 받은 성인이 중풍(中風)으로 쓰러져 소위 뇌졸중(腦卒中)이 와서 말을 어둔하게 하거나 대소변을 못 가리고 지린다거나 반신불수(半身不隨)가 와서 손과 발을 잘 쓰지 못하게 된 환자를 본 적이 있을 것이다.

동생을 본 어린아이는 받은 스트레스의 크기가 매우 커서 성인처럼 뇌졸중(腦卒中)을 앓게 될 수도 있다. 바로 소아 중풍을 앓을 수도 있다는 것이다. 성인이 겪는 중풍의 증상보다는 다소 경미(輕微)하지만 그래도 정확한 중풍의 증상을 보인다. 대소변을 잘 가리던 큰 아이가 동생을 본 후로 대소변을 못 가리는 경우가 많다. 말을 또렷하게 잘하던 큰 아이가 동생을 본 후로 말이 어눌해지기도 한다. 옷을 갈아입힐 때마다 번쩍번쩍 팔과 다리를 교대로 잘 들어 올렸던 큰 아이가 동생을 본 후 옷을 갈아입힐 때 팔과 다리를 잘 못 들어 올린다. 이러한 모든 행동들을 무조건 부모들은 아이가 어린양 피운다고 매도하고 혼을 내거나 무시해버린다. 며칠 전까지만 해도 자신만 껴안고 좋아하고 있었는데 갑자기 갓난아이가 태어나자마자 그 아이만 껴안아주고, 그 아이한테만 온 신경을 쓰면서 자신을 할머니에게 맡겨 버린 부모에 대한 분노로 중풍(中風)이 와서 본의 아니게 그런 증상을 보이는 것인데도 불구하고 부모의 관심을 끌려고 하는 어린아이의 얕은 꼼수라고 치부해버리고 만다. 더더욱 아이를 꾸짖기만 하니 아이의 오장육부는 점점 더 뜨거워지고 중풍의 증상 역시 더 심하여진다. 당연히 체온도 급격하게 상승하게 된다.

아이는 젖을 뗄 때 매우 큰 스트레스를 받게 된다

어린아이는 엄마가 갑자기 젖을 주지 않을 때 매우 큰 스트레스를 받게 된다. 엄마가 매일매일 껴안고 먹여 주던 젖을 갑자기 주지 않을 때 스스로 내가 이제 젖을 그만 먹을 때가 되었다고 생각하는 어린아이는 절대로 없을 것이다. 돌연 젖을 주지 않는 엄마에 대한 분노로 역시 큰 스트레스를 받게 되므로 오장육부가 뜨거워져서 발열 상태에 이르게 될 수도 있다. 그러나 동생을 보았을 때 받게 되는 스트레스보다는 비교적 약하므로 심각한 고열이나 혹은 소아 중풍을 앓게 되거나 할 확률은 높지 않다.

부부싸움을 할 때 아이는 큰 스트레스를 받게 된다

부부가 아이가 볼 수 있고 들을 수 있는 곳에서 부부싸움을 하지 않았다고 해서 어린아이가 전혀 그 사실을 모를 것이라고 여긴다면 아이의 초능력을 무시한 매우 잘못된 생각이다. 물론 아이가 부부싸움하는 광경을 보았고 싸움하는 소리를 들었다면 더욱 큰 스트레스를 받겠지만 보고 듣지 못하였다고 해도 부부싸움 후에 변화된 평소와 크게 달라진 엄마의 심장소리, 숨소리를 정확하게 인지할 수 있으므로 불안해하면서 스트레스를 받게 된다. 부부싸움이 자주 그리고 오래 계속된다면 역시 아이의 오장육부가 매우 뜨거워지므로 결국 발열로 이어질 수 있다.

아이는 엄마와 떨어질 때 큰 스트레스를 받는다

'원한이 핏속에, 골수(骨髓)에 사무친다'고 하는 말이 있다. 분노나 슬픔 등의 감정을 포함한 정신적인 많은 것들이 핏속에도 골수 속에도 기억이 되고 깃들게 된다는 말이다. 갓 태어난 어린아이들은 앞에서 설명한 대로 과학으로는 설명이 불가능한 초능력을 지니고 있다. 뿐만 아니라 원시시대를 살았던 초기 인간이 겪었던 경험들이 핏속에 사무쳐서서 내를 서품아넌서 어린아이에게도 그대로 이어져 어린아이들은 이미 선조들이 경험한 것을 경험하지 않고도 잘 알고 있다.

동물의 왕국 등 동물 세계를 소개하는 텔레비전 프로그램을 보면 어미를 잃어버린 어린 새끼는 예외 없이 상위 포식동물의 먹잇감이 되고 만다. 사람도 원시시대에는 초원에서 혹은 산에서 동물과 똑같은 생활을 영위하고 있었을 것이다. 그리고 어미를 잃어버린 갓 태어난 어린 인간도 포식자에게 희생되는 일을 경험하였을 것이다. 이러한 원시인들의 경험은 세대를 거듭하면서 핏속에 새겨져서 계속 이어져 선천적으로 어린아이의 핏속에 고스란히 입력이 되어 있다.

따라서 어린아이는 상위 포식자가 존재하지 않는 문명사회에서도 본능적으로 엄마와 떨어지면 자신이 원시시대처럼 포식자에게 죽임을 당할 수도 있다고 느끼게 된다. 엄마와 함께 있는가? 혹은 떨어져 있는가? 이 두 가지 조건을 영유아들은 곧 생사가 결정되는 매우 심각한 문제로 받아들이고 있다. 따라서 아이는 엄마와 떨어져 있게 되는 상황을 매우 두려워하며 큰 스트레스를 받게 된다. 오장육부가 뜨거워지고 당연히 발열로 이어질 수도 있다.

아프리카에서 산모(産母)가 쌍둥이를 출산하였는데 두 아이 중에 한 아이는 현저한 체중미달과 미성숙으로 병원에서도 살아날 가망성이 없으니 포기하라는 조언을 들었다고 한다. 그래서 처음에 산모는 건강한 한 아이의 옷 한 벌만을 준비할 정도로 미숙아(未熟兒)의 죽음을 당연한 것으로 여기고 있었으나 막상 아직 살아서 움직이는 미숙아를 보고 어떻게 해서라도 살

려야 하겠다는 결심을 하게 된다. 산모는 미숙아를 자신의 몸에 포대기를 사용하여 완전히 밀착시킨 채로 묶어서 하루 24시간 동안 잠시도 떨어지지 않게 하면서 키운 결과 몇 개월이 지나지 않아 건강하게 태어난 다른 쌍둥이 아이와 똑같은 체중과 키를 보이는 지극히 정상적인 아이로 성장하는 기적을 경험하게 된다.

캥거루는 새끼를 일정 기간 동안 어미가 자신의 배 앞에 있는 주머니에 하루 종일 넣어 두고 잠시도 새끼와 떨어지지 않고 키우는 독특한 동물이다. 때문에 이 아프리카 여인이 했던 독특한 행동 즉 미숙아를 정상아로 성장시키려고 시행했던 육아법(育兒法)을 일컬어 캥거루의 육아법과 유사하다고 하여 캥거루 간호법 즉 '캥거루 케어(kangaroo care)'라고 부르고 있다.

'피를 말린다'는 말이 있다. '네가 내 피를 말려서 죽이려고 그러느냐'라는 말도 있다. 어떤 결과를 애타게 기다리는 동안 '피가 마르더라'고 말을 하기도 한다. 사람이 스트레스를 받으면 여름철 가뭄에 우물물이 마르듯이 사람 몸속에 있는 피도 말라 부족하게 된다. 갑자기 몸에 암(癌)이 있다는 진단을 받게 된 사람들이 단지 며칠 사이에 거의 5킬로그램 이상의 갑작스러운 체중 감소가 나타나는 경우도 많이 볼 수 있다. 바로 스트레스로 피가 마르기 때문이다.

따라서 아이가 태어난 직후 여러 가지 이유로 인큐베이터 속에 넣어져 엄마와 떨어져 있게 되면 스트레스로 아이의 오장육부가 뜨거워지기도 하지만 몸속에 피도 크게 마르게 된다. 사람은 먹은 음식으로 피를 만들고 그 피가 뼈와 살을 만들어 사람이 성숙되고 또한 성장하게 된다.

병원에서 아이가 태어나자마자 저체중과 미숙아로 진단하여 또는 신생아의 원인불명열(不明熱)이나 신생아황달(黃疸) 혹은 장부에 발생한 다양한 염증을 치료하기 위하여 인큐베이터에 아이를 넣어 키우게 되면 아이는 엄마와 떨어져 있게 된 스트레스로 오장육부가 오히려 더 뜨거워지므로 발열(發熱)이나 장기의 염증(炎症)도 잘 낫지 않게 되고 피도 마르게 되므로 뼈와 살이 늦게 만들어져서 미숙아 상태가 더욱 장기화되기 쉽다. 앞에서 설명한 캥거루 케어야말로 신생아에게 발생할 수 있는 발열(發熱)을 포함한 모든 질환을 가장 빠르게 치료할 수 있는 확실한 방법이라고 말할 수 있다.

3

여름철 더위로 인하여
열이 난다.

사람의 오장육부(五臟六腑)는 뜨거워질 수도 있고, 차가워질 수도 있는데 사람들은 오장육부가 차가워졌다고 말하면 잘 이해하고 수긍하는 것 같다. 그러나 간(肝)이 뜨거워졌다든지 위(胃)가 뜨거워졌다든지라고 이야기하면 매우 비과학적인 이야기로 생각하고, 무시하고 인정하려 하지 않는 경향이 있다. 요즈음 소화가 안 되고 설사를 하는 것을 보니 여름 내내 차가운 물을 너무 많이 마셔서 위(胃)와 장(腸)이 차가워져서 그런 것 같다고 스스로 진단하여 말하는 환자가 많다. 이렇듯 환자 스스로도 자신의 위와 장이 냉(冷)하여 졌다고 인정하면서 오장육부가 차가워질 수도 있다는 사실에 크게 거부감을 표현하지 않는다.

입에서 냄새가 지독하게 난다든지 조금만 피곤하면 눈에 충혈이 생기고, 눈병을 자주 앓는 사람들이 많다. 그 환자들에게 당신은 입과 연결된 위(胃)가, 눈과 연결된 간(肝)이 뜨거워져서 그 열기가 각각 눈과 입으로 나오기 때문에 구취(口臭)와 눈병의 증상이 발생하는 것이라고 이야기해주면 도저히 납득할 수 없다는 표정을 짓는 경우가 많다. 사람의 오장육부는 차가워질 수도 있고 또한 뜨거워질 수도 있다.

사람의 오장육부는 독한 술을 많이 마신다든지 인삼, 홍삼, 녹용, 옻 등을 복용한다든지 스트레스를 크게 받는다든지 하면 당연히 뜨거워진다. 술을 잘 마시지 못하는 사람이 술을 먹고 심장이 몹시 뛰어서 잠을 전혀 이루지 못하였다고 호소하는 경우가 있다. 술이 심장을 뜨겁게 하였고 심장이 뜨거워지니 심장의 박동이 빨라진다. 가슴이 두근거리면서 이유없이 불안해 하고 잠을 이루지 못하게 되는 것이다.

옛사람들은 간을 분노(忿怒)의 장기(臟器)라고 생각하였다. 간에서 분노가 나온다는 말이다. 간이 뜨거워지면 보통 사람들은 그냥 무시하고 지나칠 만한 자그마한 불쾌한 일을 당해도 지나치게 크게 화(火)를 잘 내며, 이어 간이 심하게 더욱 뜨거워지면 전혀 화를 낼 만한 일이 아닌데도 불구하고 화를 격렬하게 내게 된다. 서양의학적으로 분노(忿怒)조절장애라고 말하는 화를 전혀 참지 못하는 병이 있는데 바로 여러 가지 이유로 간이 뜨거워진 사람에게서 발병하게 된다.

평소에는 매우 수줍고 점잖은 사람이 술만 마시면 함께 자리한 동료들과 또는 옆자리의 모르는 손님들과 사소한 일로 시비(是非)를 붙어 싸우거나 집에 들어와 자는 식구들을 깨워 시비를 붙거나 부인이나 아이들에게 폭력을 행사하는 사람들이 많다. 소위 '주사가 있다'라고 일컬어지는 이와 같은 사람들의 행동은 바로 술로 인하여 간이 뜨거워진 사람들에게 나타나는 전형적인 증상이므로 옛사람들은 뜨거워진 간을 차갑게 하는 한약으로 훌륭하게 극복하고 있었다.

  병원에서는 주로 술을 못 먹게 하는 서양의학적 약물들을 처방하는데 이런 약물들은 효과도 미미하며, 환자 모르게 투약하여야 하는 한계를 가지고 있으며 또한 그 부작용 역시 심각한 수준이다. 보통 사람들도 술을 먹으면 어느 정도는 간이 뜨거워지므로 당연히 평소보다는 화를 잘 내는 경향이 발생하기도 한다.

  '정 끊기 한다'는 말이 있다. 죽음이 얼마 남지 않은 사람이 죽기 전 수개월 동안 혹은 몇 년 동안 본인의 지인(知人)들이나 가족들을 크게 학대하여 자신이 세상을 하직하였을 때 세상에 남은 사람들이 많이 슬퍼하지 않도록 살아있을 때 완전히 자신에 대한 정이 떨어져 버리게 만든다는 말이다. 정말로 정을 끊어 그야말로 정떨어지게 만들어 본인이 죽었을 때 많이 슬퍼하지 않도록 미리 배려하는 마음에서 나온 행동은 절대 아니다.

또한 세상을 하직하는 사람들 모두가 정떨어지게 하는 정 끊기를 하고 죽는 것은 절대 아니다. 인생의 마지막 몇 개월 혹은 수년(數年)의 기간 동안 환자가 어떤 병을 앓다가 하직하는가에 따라서 죽기 전까지 행동하는 방식이 매우 다르다.

예를 들면 폐결핵(肺結核) 환자의 일부는 죽기 전까지 부부관계를 하려고 노력하므로 폐결핵 환자는 여자 치마꼬리 붙잡고 죽는다는 옛사람들의 말이 있다. 소위 정 끊기를 하고 세상을 하직하는 사람들의 일부는 간염(肝炎)이나 간경화증, 간암(肝癌) 등 간(肝)과 관련된 질환을 앓다가 돌아가신 분들이라고 볼 수 있다.

사실 독자들은 아직 이해하기 어렵겠지만 간염이나 간경화증 또는 간암(肝癌) 모두 간이 뜨거워져 발생하게 된 질환이므로 화를 잘 내면서 지인이나 가족을 학대하는 말년(末年)을 보내게 될 확률이 다소 높아지게 되는 것이다.

아무튼 천수(天壽)를 다하고 하직하는 분들 또는 간에 관련된 질환을 앓지 않고 돌아가시는 분들은 쉽게 화를 낸다든지 폭력을 행사한다든지 욕을 한다든지 하는 행동은 대부분 하지 않고, 남은 가족에 대한 부양을 못하게 된 것에 관한 안타까움을 이야기한다든지 살아 있을 때의 잘못을 진심으로 사과하는 보통 사람들의 임종 모습을 보여 줄 확률이 높다고 볼 수 있다.

지금까지의 설명으로 사람의 오장육부는 뜨거워질 수도 있고, 차가워질 수도 있으며 장부마다 뜨거워졌을 때 특별한 증상을 나타낸다는 것을 알게 되었을 것이다.

사람의 오장육부를 뜨겁게 만드는 중요한 요인 중에 하나로 여름의 더위를 꼽을 수 있다. 여름의 더위가 사람의 심장을 뜨겁게 하고 심장이 뜨거워지면 심장이 빨리 뛰게 된다. 그래서 여름에는 특별히 다른 계절보다 심장이 빨리 뛰게 되는 것이다. 이때 사람마다 심장의 동계(動悸)를 직접 느끼는 경우도 있고, 거의 느끼지 못하는 경우도 있다. 아무튼 여름의 더위로 인한 심장의 동계를 느끼는 사람이든지 또한 못 느끼는 사람이든지 모두 다른 계절보다는 여름에 잠을 쉽게 이루지 못하게 된다. 술을 잘 못 먹는 사람이 술을 먹으면 심장이 뛰면서 잠을 잘 이루지 못하는 이치와 똑같다고 보면 된다. 해마다 여름만 되면 각종 방송매체에서 열대야 현상으로 인하여 잠을 못 이루는 사람이 많다는 보도를 하곤 한다. 바로 더위로 인하여 심장이 뜨거워져서 발생하는 현상이다.

여름의 더위는 사람의 간(肝)도 뜨겁게 한다. 앞에서 설명한 것처럼 여러 가지 이유로 사람의 간이 뜨거워지면 사소한 일에도 욕설을 잘하고 화를 잘 내고 난폭하여진다. 따라서 여름철에는 다른 계절보다 사람들이 화를 더욱 잘 내고 난폭해지기 쉽다는 것이다. 예를 들면 사람들끼리 다툼이 있을 때 다른 계절이었으면 당연히 그냥 지나치고 말았을 사소한 일을 가지고 여름철에는 욕하고 싸우게 된다는 것이다.

여름철에는 이렇게 더위 때문에 사람들이 화를 내는 정도, 난폭해지는 정도를 측정해서 방송에서 날씨와 함께 발표하는데 바로 불쾌지수(不快指數)라는 것이다. 여름철에는 간과 심장뿐만 아니라 오장육부 전체가 뜨거워지기 쉽다. 여름철의 더위는 사람의 혈액도 뜨겁게 만들기 때문에 여름철에 출혈(出血)이 되면 다른 계절보다 지혈(止血)이 되는데 걸리는 시간이 당연히 길어진다.

여름철에 더위로 인하여 오장육부가 뜨거워지면 그 열기는 당연히 인체의 외부로 나오게 되는데 여름철에는 밖의 기온이 너무 높으므로 체온이 외부로 잘 나가지 못하게 된다. 또한 더위로 인하여 혈액까지 뜨거워져서 인체의 내부 체온과 외부 체온은 더욱 상승하게 되는데 다행인 것은 땀구멍이 열리면서 땀이 나게 되므로 그 땀이 휘발하면서 상승된 외부 체온을 신속하게 식혀준다는 것이다. 마치 감기에 걸려서 열이 나올 때 미지근한 물로 찜질을 해주면 인체 외부의 열기가 밖으로 잘 빠져나가는 것과 똑같은 이치이다. 그러나 땡볕에서 오랜 시간 운동을 한다든지 노동을 한다든지 또는 운동과 노동을 하지 않더라도 땡볕에 장시간 동안 노출되어 있었다면 인체 내부의 온도가 더욱 상승하게 되므로 아무리 땀이 휘발하면서 외부 체온을 식혀준다고 하여도 내부 체온의 급격한 상승을 막지 못하게 된다.

이렇듯 내부 체온이 상승하여, 즉 오장육부가 크게 뜨거워지면 심장(心臟)도 뜨거워져서 심장박동 수가 빨라지게 된다. 심장이 너무 뜨거워지면 심장 박동이 매우 빨라지다가 더 이상 심장이 뛰지 않게 되는 심장마비의 상황에 이르게 되어 기절하게 된다. 여름철의 더위 자체가 뇌(腦)를 뜨겁게 만들고 또한 더위로 뜨거워진 오장육부의 열기가 위로 올라가 뇌(腦)를 뜨겁게 만들어 사람을 혼수상태로 빠지게도 한다. 서양의학은 이것을 일사병(日射病) 또는 열사병(熱射病)이라고 부르는데 이때 당연히 외부 체온의 상승도 함께 나타난다. 따라서 여름철에 나타나는 발열현상은 더위가 일으킨 것이라는 것을 알아야 한다.

더위로 인하여 상승된 외부 체온 역시 인체 내부의 열기를 밖으로 신속하게 내보내려고 하는 인체의 자구적인 노력의 일환으로 나타나는 현상이다. 당연히 두렵고 무서운 증상이 아니라 오히려 더욱 밖으로 잘 나가게 해주어야 할 바람직한 증상이다.

더위로 발생한 상승된 체온을 내려주려고 얼음찜질을 해주어서는 안 된다. 에어컨을 세게 틀어 실내 온도가 매우 낮은 곳으로 환자를 옮겨도 안 된다. 앞에서 설명한 대로 40도를 넘는 고열이 밖으로 잘 나가게 해 주려면 체온과 큰 차이가 나는 낮은 온도의 얼음찜질을 해주거나 실외(室外)와 큰 온도 차이가 날 정도로 냉방이 잘 된 실내로 환자를 데려오면 안 된다. 현재 환자가 보이고 있는 체온보다 약간 낮은 온도의 오히려 따뜻한 물로 찜질을 해주거나 환자의 체온과 큰 차이가 나지 않는 온도를 나타내는 나무 밑 그늘 정도의 서늘한 곳으로 환자를 옮겨야 한다. 그래야 발열이 더욱 잘 되어 열이 밖으로 잘 나와서 인체의 내부온도가 낮아진다. 만약 얼음으로 찜질을 하거나 에어컨을 세게 작동시킨 곳으로 옮기면 전신의 피부에 있는 땀구멍이 닫히고 땀이 전혀 나오지 않게 되면서 밖으로 잘 나오던 열기가 못 나오게 되므로 오장육부는 더욱 뜨거워지고 뇌도 뜨거워진다. 따라서 일사병 열사병의 증상은 더욱 심각하여진다.

 그러므로 서양의학도 일사병 열사병 환자를 서늘한 그늘로 옮겨야 한다고 충고하고 있다. 간혹 저체온증(低體溫症)을 나타내는, 체온이 정상 체온보다 오히려 낮은 일사병 또는 열사병 환자를 볼 수 있는데 서양의학적으로 이런 환자의 예후를 사망에도 이를 수 있는 매우 위중한 증상으로 진단하고 있다. 고열(高熱)을 나타내는 일사병 열사병 환자보다 오히려 저체온증을 보이는 환자의 상태를 위중하게 판단하고 있다는 것은 발열현상이 즉 환자의 몸에서 열이 나오고 있는 현상이 즉 인체의 외부 체온이 높다는 것이 현재 앓고 있는 질병을 낮게 하려고 하는 인체의 자구적인 노력이며 대단히 바람직한 증상이라는 것을 또한 증명하고 있는 것이다.

 만약 더위로 인하여 오장육부와 혈액이 뜨거워진 환자가 냉방이 잘 된 공간에서 오래 머물게 되면 당연히 에어컨의 냉기 때문에 처음에는 당연히 추워하면서 오한(惡寒)의 증상을 보인다. 환자가 추워하게 되면 당연히 피부의 땀구멍이 막히고, 땀이 나오지 않으면서 더위로 뜨거워진 인체 내부의 열기가 피부를 통하여 밖으로 잘 나오지 않게 되므로 처음에는 추워하다가 내부의 열기가 많이 쌓이면 다시 열이 피부로 나오기 시작한다. 따라서 겨울의 추위로 인하여 감기에 걸리면 발생하게 되는 오한, 발열(發熱), 기침, 콧물, 전신통 등의 증상들이 여름에는 에어컨의 냉기(冷氣) 때문에 감기에 걸려서 똑같이 발생하게 된다.

이때 더위에 오랜 시간 노출되었던 사람이나 체질적으로 열이 많은 사람들 특히 어린이들은 에어컨의 냉기로 인하여 몸속에 열기가 많이 쌓여 오장육부가 심각하게 뜨거워지므로 심장도 뇌도 뜨거워져서 사망에까지도 이를 수 있는데 마치 일사병 열사병 환자에게 얼음찜질을 해주어 인체 내부의 열기가 밖으로 나가지 못하게 한 것과 마찬가지라고 할 수 있다.

서양의학은 이런 환자들은 대형건물의 냉각탑이나 에어컨의 필터에 번식하고 있는 레지오넬라균(Legionella)의 감염으로 사망하였다고 주장하고 있다. 필자는 이런 서양의학적 주장에 동의하지 않는다. 더위에 오래 노출되지 않았던 사람, 체질적으로 열이 많지 않은 노인들은 여름에 에어컨을 세게 틀어 놓은 실내에서 피부로 몸속의 열기가 잘 빠져나가지 못한다고 해도 몸 안에 쌓이는 열기가 많지 않으므로 심각한 증상을 나타내지 않게 된다. 따라서 위중한 예후를 보이지 않으면서 가볍게 낫게 된다. 에어컨 때문에 감기에 걸렸지만 실외로 나와 더운 날씨 때문에 땀이 나면서 모든 증상들이 별다른 치료를 하지 않아도 스스로 좋아지기 때문이다. 이것은 겨울에 가벼운 감기에 걸렸을 때 따뜻한 방에서 이불을 덮고 땀을 내면 모든 증상들이 스스로 좋아지는 경우와 마찬가지라고 볼 수 있다.

여름철의 발열은 더위로 인하여 발생하며 이 증상 역시 인체 내부의 열기를 식히려는 인체의 자구적인 노력으로 매우 좋은 증상이라는 것을 알아야 한다.

4

어린아이에게 생후 약 2년 동안
원인을 알 수 없는 발열증상이
주기적으로 나타나는데
이를 지혜열(智慧熱)이라고 부른다.

누구보다 아이에 관한 모든 것을 가장 잘 아는 사람은 아이의 엄마이다. 아이 여러 명을 키워 본 엄마라면 자기 자식의 질병에 관하여 의사보다 더욱 정확하게, 첨단 의료기기보다 더 면밀하게 발병 원인을 파악할 수 있는 능력을 갖게 된다. 아이가 병이 나게 되면 감기에 걸린 것인지 음식을 먹고 체한 탓인지 더위를 먹은 탓인지 그 어떤 다른 이유가 있는지에 관하여 의사보다 훨씬 정확하게 진단하기도 한다.

옛날의 엄마들은 심지어는 10명 이상의 아이를 출산(出産)하기도 하였고 따라서 육아(育兒) 중에 지금의 산모(産母)보다 더욱 다양한 경험을 할 수 있었다. 옛날의 엄마들은 아이가 병이 났을 때 사용하는 민간요법을 비롯하여 자연스럽게 육아과정에서 터득한 아이의 질병(疾病)과 성장(成長)에 관한 많은 정확한 의학지식을 가지고 있었다. 그런 지식들은 당연히 엄마들 사이에서 공유되었고 또한 대(代)를 이어 전달되어 후대(後代)에 이르러 아이를 키우는 엄마들에게 실질적인 크나큰 도움을 주기도 하였다.

그런데 서양의학이 우리나라에 들어오면서 수없이 많은 경험에서 얻어진 민간인들의 상업적 복선을 전혀 깔고 있지 않은 소중하고 진실한 의학지식은 비과학적이고, 심지어는 미신(迷信)이라고까지 무시되어 버리고 말았다. 당연히 시어머니나 친정어머니, 시할머니나 친정할머니도 더 이상 자신이 많은 아이를 키우면서 얻게 된 또한 자신의 조상으로부터 들어서 알게 된 어린아이의 질병과 성장에 관한 의학지식을 며느리나 딸, 후대의 엄마들에게 전수하지 않게 되었다.

이렇게 전수되지 않은 많은 소아의 질병과 성장에 관한 의학지식 중에 바로 지혜열(智慧熱)이라는 우리나라 전통의학에서 사용하는 용어가 있다. 적어도 현재 예순이 넘은 나이의 그 옛날 엄마라면 누구나 알고 있었던 거의 상식(常識)에 속하는 전통의학용어이다. 요즈음의 엄마들은 알지 못하지만 불과 몇십 년 전의 엄마들은 이 지혜열에 관하여 너무나도 잘 알고 있었고 또한 정확하게 이해하고 있었다.

어린아이들은 모두 태어난 후 2년 동안 한 달에 한 번 정도 엄마도 그 원인을 모르는 발열을 경험하게 되는데 이때의 열을 지혜열이라고 부른다. 독특하게 열이라는 글자 앞에 지혜라는 단어가 들어가 있는 이유는 열이 날 때 특별한 처치를 하지 않아도 시간이 지나면 그 열은 스스로 사라지게 되고 열이 내리면 열이 나기 전보다 아이가 조금씩 똑똑해지고 조금씩 지혜로 워지기 때문이다.

예를 들면 아이가 열이 나기 전에는 장난감을 어떻게 가지고 노는가를 전혀 몰랐었는데 열이 나고 이어서 열이 내리고 난 후부터 갑자기 똑똑해져서 장난감을 제대로 잘 다루게 된다. 즉 서양의학의 입장에서 표현한다면 지혜열이 내리고 나면 아이의 아이큐(IQ)가 점점 높아진다고 말할 수도 있겠다.

앞에서도 설명하였지만 어떤 이유로 어느 정도의 발열이 있든지 발열이란 인체 내부의 열기, 오장육부의 열기가 밖으로 나가는 매우 자연스러운 좋은 현상이다. 지혜열 역시 물찜질을 해주어 밖으로 잘 나가게 해주면 된다. 부작용이 많은 해열진통제를 복용시켜 자연스러운 지혜열의 발산을 방해하면 아이의 정신적인 성장과 뇌(腦)의 발달에 부정적인 영향을 미칠 수도 있다.

지혜열을 동양의학에서는 변증열(變症熱)이라고 부른다. 지금까지의 설명을 읽고 그때 경험한 우리 아이의 발열이 바로 지혜열이었다고 깨닫게 되는 엄마들도 있을 것이다.

5

인삼(人蔘), 홍삼(紅蔘), 산삼(山蔘),
녹용(鹿茸), 꿀 등을 먹이면 열이 난다

인삼(人蔘), 홍삼(紅蔘), 산삼(山蔘), 녹용(鹿茸), 꿀 등은 매우 효과가 뛰어난 한약재(韓藥材)이다. 사람의 기운을 크게 올라가게 하며 오장육부를 따뜻하게 하는 작용을 가지고 있는 대표적인 보약(補藥)이다. 자신에게 인삼, 홍삼, 산삼, 녹용, 꿀 등의 보약이 잘 맞는가를 질문하는 사람들이 많다.

기차역에서 기차표를 구매하려고 줄을 서 있는 동안에 기다리는 시간이 좀 길어지자 나이에 따라서 기다리는 모습들이 각각 다르다는 것을 알게 되었다. 일흔의 나이를 훨씬 넘어 보이는 노인들은 가지고 있던 신문지라든지 물건을 바닥에 깔고 앉아서 기다린다. 젊은 사람들은 배낭을 등에 메고 있는 채로 또는 가방을 든 채로 기다리며, 중장년의 사람들은 가지고 있던 짐을 바닥에 내려놓고 기다린다. 기차를 타려고 어른들과 동행한 여섯 일곱 살부터 열 살이 조금 넘어 보이는 어린아이들은 어른들처럼 가만히 줄을 서서 기다리지 못 한다. 길게 줄을 선 사람들 사이를 헤집고 고성을 지르면서 기차역 여기저기를 뛰어다닌다.

신호등이 있는 건널목에서 파란 신호를 기다리는 사람들을 잘 관찰해보면 역시 나이에 따라 짧은 시간이지만 행동이 각각 다르다. 노인들은 그 짧은 시간 동안에도 쭈그리고 앉아서 기다린다. 젊은 사람들은 그냥 서서 기다린다. 어린아이들은 신호등 기둥을 붙잡고 빙빙 돌다가 신호가 바뀌자마자 쏜살같이 뛰어나간다.

인삼, 홍삼, 산삼, 녹용, 꿀 등은 기운을 올려주는 약재이다. 기차역과 신호등이 있는 건널목에서 앉아서 기다리는 기운이 떨어진 노인들이 복용하면 아주 잘 맞는 훌륭한 보약이 된다. 그러나 기차역에서 뛰어다니고, 건널목 신호등 기둥을 잡고 빙글빙글 도는 기운이 넘치는 어린아이들이 복용하면 오히려 부작용이 심각하게 발생하기도 한다.

필자는 어린 시절에 주위의 어른들로부터 어릴 때 '인삼을 많이 먹으면 머리가 나빠진다', '감기에 걸려서 열이 있을 때 인삼을 먹으면 큰일 난다'는 말들을 들은 적이 있다. 민초들의 장삿속 없는 매우 정확한 동양의학적 진단이다. 굳이 동양의학에 전문가가 아니더라도 일반인들도 쉽게 알 수 있는 대단히 상식적인 의학적 진실이다. 예순 일흔을 넘긴 사람들에게 기가 막히게 잘 맞는 보약은 당연히 '어린아이나 젊은 사람들에게는 기가 막히게 절대로 맞지 않는다'는 사실은 단순한 상식에 속한다고 말할 수 있다.

　사람은 애당초 굉장한 기운과 열기를 가지고 세상에 태어난다. 이러한 굉장한 기운과 열기는 사람마다 조금씩 다르지만 적어도 40대의 나이까지는 줄곧 유지가 된다. 대체로 쉰 살 정도를 넘어가면 사람은 점점 기운도 떨어지고 오장육부도 차가워진다. 따라서 겨울에 내복을 안 입던 사람도 내복을 입게 되고, 소주를 못 먹던 사람도 한두 잔씩은 먹을 수 있게 된다. 소주, 양주, 막걸리 등 여러 종류의 술들은 각각 정도 차이가 있지만 사람의 오장육부를 뜨겁게 하는 작용을 가지고 있다. 성인도 먹으면 얼굴이 벌겋게 되고 몸에서 열이 난다. 막 태어난 신생아부터 영유아, 초등학생에게 소주를 먹인다고 생각해보자. 생명에 큰 위협이 될 것이다.

　인삼, 홍삼, 산삼, 녹용, 꿀 등은 다양한 술보다 더욱 극심하게 사람을 뜨겁게 하는 작용을 가지고 있는 보약이다. 기운이 충만하고 몸이 뜨겁고, 열이 많아 순양지체(純陽之體)라고 불리는 신생아 또는 영유아, 어린아이들, 초중고등학교 학생, 대학생, 삼사십 대의 젊은이들이 복용하면 오장육부가 더욱 뜨거워진다. 오장육부가 뜨거워지면 머리까지 뜨거워지고 머리가 뜨거워지면 암기나 이해가 잘 안 된다. 마치 술을 마시고 공부하면 암기나 이해가 잘 안 되는 것과 똑같다. 따라서 옛사람들이 인삼을 먹으면 머리가 나빠진다고 말했던 것이다. 또한 감기에 걸려서 오장육부가 뜨거워진 상태에서 인삼을 먹으면 오장육부가 더욱 뜨거워진다.

 다시 설명을 자세히 하겠지만 사실 오장육부가 뜨거워진다는 것은 염증이 더욱 심각하여진다는 것이고 그에 따른 발열도 극심하여진다는 말이다. 그러므로 감기에 걸려서 열이 날 때 인삼을 먹으면 큰일 난다는 옛사람들의 말이 생겨난 것이다. 인삼, 홍삼, 산삼, 녹용, 꿀 등을 먹고 오히려 기운이 나기는커녕 먹기 전보다 더 피곤해하고, 더 기운이 없고, 더 식사량도 줄고, 아무리 잠을 충분히 자도 아침에 평소보다 더 잘 못 일어나는 학생들을 많이 보았다. 복용한 보약으로 오장육부가 모두 뜨거워지지만 특히 간(肝)이 뜨거워지면 더욱 기운이 없어지고, 많은 피로를 느낄 뿐만 아니라 식사량도 줄고, 목표와 의욕도 없어지며, 생식기를 자주 만지게 되고, 괜한 신경질과 짜증이 크게 늘게 된다.

 인삼 등을 먹고 오장육부가 뜨거워지면 몸에 열이 많아지는

데 이렇게 열이 많아진 아이는 더운 곳, 좁은 곳, 사람이 많이 모여 있는 곳을 매우 싫어하며 밖으로 뛰쳐나가려고만 한다. 그런 장소에서는 잠시도 가만히 앉아 있지 못하고, 어떤 일에 오래 집중하지 못하며, 매우 산만하기 쉽다. 이런 아이를 병원에 데리고 가면 주의력결핍 과잉행동장애 증상이라고 즉 ADHD 증후군이라고 진단받게 될 확률이 높아진다.

'꿀 먹은 벙어리'라는 옛사람들의 말이 있다. 사람들은 어린아이가 어른 몰래 꿀을 훔쳐 먹다 어른에게 들켜서 추궁당하는 과정에서 꿀을 입안에 머금고 있는 채로 아무 말도 하지 않는 아이를 일컫는 말로 크게 잘못 이해하고 있다. 절대로 그런 의미의 말이 아니다.

꿀도 양주나 소주만큼 사람을 뜨겁게 하는 작용을 가지고 있다. 따라서 지혜로운 옛사람들은 꿀이 오장육부가 뜨거운 모든 어린아이들에게 매우 해롭다는 것을 잘 알고 있었다. 당연히 꿀은 어린아이의 손이 닿지 않는 벽장 같은 높은 곳에 늘 보관해 놓고 어린아이들이 함부로 먹지 못하게 하였다. 그런데 어찌하여 어린아이가 꿀을 먹게 되었다. 달콤한 맛에 조금 많이 먹게 되면 오장육부를 뜨겁게 하는 꿀이 당연히 폐(肺)도 뜨겁게 만든다. 폐가 급격하게 뜨거워지면 갑자기 말이 나오지 않게 된다. 따라서 꿀을 먹고 폐가 뜨거워져서 갑자기 말을 못하는 아이를 일컬어 '꿀 먹은 벙어리'라고 말하게 된 것이다.

인삼, 홍삼, 산삼, 녹용, 꿀 등은 복용하는 사람의 나이가 많으면 많을수록 훌륭한 보약의 효과를 발휘하게 되며, 복용하는 사람의 나이가 어리면 어릴수록 심각한 부작용을 많이 일으켜 오히려 보약이 아니라 독약(毒藥)에 가깝다고 말할 수 있다. 오장육부를 뜨겁게 하는 인삼, 홍삼, 산삼, 녹용, 꿀 등을 어린아이가 복용하면 오장육부에 다양한 염증이 발생하며 그 염증으로 인한 발열이 발생하게 되는 수도 있다. 요즈음에는 녹용과 인삼, 녹용과 홍삼 또는 인삼과 꿀을 함께 배합하여 생산되는 건강식품들이 홍수를 이룬다. 인삼, 홍삼, 산삼, 녹용, 꿀 등 중에서 한 가지만을 복용할 때보다 더욱 부작용이 심각하게 나타난다.

인삼, 홍삼, 산삼, 녹용, 꿀 등은 다양한 술보다 더욱 극심하게 사람을 뜨겁게 하는 작용을 가지고 있는 보약이다. 기운이 충만하고 몸이 뜨겁고, 열이 많아 순양지체(純陽之體)라고 불리는 신생아 또는 영유아, 어린아이들, 초중고등학교 학생, 대학생, 삼사십 대의 젊은이들이 복용하면 오장육부가 더욱 뜨거워진다.

<u>6</u>

일교차가 큰 봄철에 감기에 걸려서
열이 나거나 날씨가 따뜻해지면서
겨울 추위 때문에 나오지 못하였던
장부의 열이 몸 밖으로 나오느라
열이 난다.

앞에서 설명한 바 있지만 간략하게 예를 들면 사람의 위(胃)는 구강(口腔)과 얼굴과, 심장(心臟)은 혀와 손과, 신장(腎臟)은 발과, 폐(肺)는 코와, 간(肝)은 눈과, 비장(脾臟)은 입술과 연결되어 있다. 어떤 이유로 위가 뜨거워지면 위(胃)의 열기는 얼굴로 나와 얼굴을 뜨겁게 만들어 얼굴을 붉게 만들거나(안면홍조(顔面紅潮)), 얼굴에서 땀이 많이 나오게 하고 심하면 여드름을 발생하게 한다.

여러 가지 이유로 심장이 뜨거워지면 그 열기는 손으로 나와 손등과 손바닥을 뜨겁게 만들어 손등과 손바닥이 붉어지거나 발진이 생기거나 손바닥의 허물이 벗겨지거나 손바닥이 갈라지거나 가렵고, 손바닥에 물집 즉 수포(水疱)가 생기며 손에서 땀이 많이 나오게 된다.

서양의학은 손에서 발생한 이러한 몇 가지 증상들을 집약하여 주부습진이라고 진단하면서 물이나 세제(洗劑)를 많이 만져서 발생한 병이라고 주장하지만 옳지 않은 이론이다.

어떤 이유로 신장이 뜨거워지면 신장의 열기는 발로 나오게 된다. 발이 뜨거워지면 냄새가 많이 나게되고 발이 빨갛게 되고 발진이 발생하며 허물이 벗겨지고 수포가 생기며 땀이 많이 나게 된다. 발에서 땀이 많이 나면 발가락 사이에 습기(濕氣)가 빠지지 않아서 짓무르게 되는데 서양의학은 이것을 무좀이라고 한다. 수포가 생기고 가렵고, 피부가 갈라지고, 허물이 벗겨지는 등의 똑같은 증상이 발에 생기면 무좀균에 의한 감염으로 무좀이 생겼다고 진단하고, 똑같은 증상이 손에 발생하면 물이나 세제를 많이 만져서 온 주부습진이라고 진단하는 것 자체가 대단한 착오가 아닐 수 없다.

주부습진과 무좀은 모두 심장과 신장의 열기가 각각 연결된 인체 외부로 나와서 발생한 즉 내과적(內科的)인 이상이 피부에 영향을 주어 발생한 증상이다. 바르는 연고 등의 외용약(外用藥)으로는 절대로 치료할 수 없다. 여러 가지 이유로 폐가 뜨거워지면 그 열기는 연결되어 있는 코로 나와서 코를 뜨겁게 하므로 코를 빨갛게 만들기도 하고 코에 종기(腫氣)도 생기게 한다. 어떤 이유로 간이 뜨거워시면 산의 열기는 서로 연결되어 있는 눈으로 나와서 눈을 뜨겁게 만드는데 안구(眼球)가 뜨거워지면 안구가 가렵고, 빨갛게 충혈이 되며 눈물이나 눈곱이 많이 나오게 된다.

어떤 사람이 여러 가지 이유로 위(胃)가 뜨거워졌다고 해도 겨울에는 추위로 인하여 얼굴이 매우 차가워진 상태가 되므로 위(胃)의 열기가 얼굴로 잘 나오지 못하게 된다. 따라서 여드름이나 안면홍조의 증상이 겨울에는 잘 나타나지 않거나 매우 미약하게 나타난다.

어떤 이유로 심장이 뜨거워졌다고 해도 겨울에는 손이 시리도록 차가워지므로 심장의 열기가 손바닥으로 잘 나오지 못한다. 그러므로 겨울에는 대체로 손바닥이 뜨겁거나 빨갛게 되고, 수포가 발생하는 등의 증상이 잘 나타나지 않거나 역시 미약하게 나타난다. 당연히 서양의학적 병명인 소위 주부습진을 앓는 환자가 겨울에는 매우 드물다.

여러가지 이유로 신장이 뜨거워졌다고 하여도 겨울에는 발이 시리고 차가워서 신장의 열기가 발바닥을 뜨겁게 하지 못한다. 당연히 발바닥이 뜨거워져서 발생하는 다양한 현상들 즉 발에 수포가 생기거나 발바닥이 뜨겁거나, 가렵거나, 냄새가 나거나, 발가락 사이에서 땀이 많이 나서 짓무르는 등의 증상은 겨울에는 잘 나타나지 않는다. 그래서 당연히 겨울에는 무좀 환자가 매우 드물다.

여러 가지 이유로 간(肝)이 뜨거워졌다고 해도 찬바람이 안구를 차갑게 하는 겨울에는 간의 열기가 안구를 뜨겁게 하기 어렵다. 따라서 겨울에는 안구가 뜨거워져서 발생하는 안충혈(眼充血)과 안구의 가려움, 과도한 눈물이나 눈곱이 나오는 증상 등을 호소하는 환자는 매우 드물다. 결막염(結膜炎) 각막염(角膜炎) 환자가 당연히 겨울에는 매우 드물다는 의미이다.

어떤 이유로 폐(肺)가 뜨거워졌다고 하여도 겨울에는 코가 차갑고 찬 공기가 코를 통해 들어가므로 폐(肺)에 열이 있다고 해도 코로 나와서 코를 뜨겁게 만들지 못한다. 당연히 코가 빨갛게 되는 소위 딸기코(주사비) 환자가 매우 드물다. 겨울에는 특별히 사람이 추위에 장시간 떨어서 피부로 발산되지 못하고 몸속에 쌓인 열기가 많아져야만 그 열기가 몸 밖으로 나오는 발열(發熱)현상이 발생한다. 그렇지만 감기에 걸리지 않아서 오장육부의 열이 크게 쌓이지 않았다거나 또한 감기에 걸렸다고 해도 몸속에 쌓인 열기가 미미하다면 겨울에는 피부가 차갑기 때문에 오장육부의 열기가 외부로 잘 나오지 못하게 된다.

그러나 봄이 되어 날씨가 따뜻하여지면 피부가 따뜻해지면서 겨우내 발산되지 못하고 몸속에 쌓인, 내부의 열기가 각각 연결된 인체 외부로 나오게 된다. 겨울에 추위로 인하여 감기에 걸린 사람이 계속 추운 곳에 머문다면 피부와 살, 근육, 뼈까지 차가워지면서 추위에 떠는 동안 몸속의 열기가 아무리 많이 쌓인다고 하여도 몸 밖으로 나오지 못한다. 당연히 겨울에 감기에 걸린 사람에게 발생하는 열이 나는 발열 현상은 따뜻한 곳에 들어와 피부와 살이 따뜻해져야 나타나기 시작한다.

　이와 똑같은 이치로 봄이 되어 날씨가 따뜻해지면 피부와 살과 근육이 따뜻해지니 비로소 겨우내 몸속에 쌓인 오장육부의 열기가 각각 연결된 곳으로 잘 나오게 된다. 봄이 되어 다소 따뜻하여진 발로 신장(腎臟)의 열기가 나오게 되므로 발이 뜨거워지고 가렵고 땀이 나게 된다. 소위 무좀이 서서히 생기게 된다는 것이다. 따뜻하여진 손으로 심장(心臟)의 열기가 나와서 손바닥을 가렵게 하고 뜨겁게 하고 빨갛게 하고 땀도 나게 한다. 점점 주부습진이 발병하게 된다.

　겨우내 찬 공기를 맞아 차가웠던 안구가 봄이 되어 따뜻하여지니 간의 열기가 나와 안구를 뜨겁게 하기 시작한다. 안구가 가렵고 빨갛게 되고 안충혈(眼充血)이 발생한다. 소위 알러지성 결막염(結膜炎) 각막염(角膜炎)이 발생하게 된다. 봄이 되어 다소 따뜻한 공기를 마시게 되고, 날씨가 따뜻하여지므로 코도 따뜻하여져서 겨우내 나오지 못하던 폐의 열기가 코로 나오기 시작한다. 코가 빨갛게 되는 딸기코 현상이 발생하고 콧속이 따뜻해지면 재채기를 하게 되고 콧물이 나오게 되는 수도 있다.

서양의학은 이런 증상을 봄에 발생하는 알러지성 비염(鼻炎)이라고 진단한다. 서양의학은 봄에 발생하는 알러지성 비염, 알러지성 결각막염의 원인을 꽃가루와 미세먼지 등 알러지를 일으키는 유발 물질인 알러젠(Allergen)때문이라고 주장하는데 대단히 잘못된 이론이다. 겨우내 추위와 찬바람으로 차가워진 얼굴이 봄이 되어 따뜻해지므로 위(胃)의 열기가 비로소 얼굴로 나와 얼굴을 뜨겁게 만든다. 안면홍조의 증상이나 여드름의 증상이 발생하거나 점점 심하여진다.

지금까지 거론한 알러지성 비염(鼻炎), 알러지성 결각막염, 주부습진, 딸기코, 여드름 등의 사례들은 봄이 되었을 때 어린아이에게도 나타나지만 오장육부가 어린아이에 비하여 덜 뜨거운 주로 성인들에게 나타는 증상들이다.

아무튼 독자들은 이러한 사례들로 봄이 되면 겨우내 몸 밖으로 나오고 있지 못하던 인체 내부의 열기가 밖으로 점차 나오기 시작한다는 사실을 잘 알게 되었을 것이다. 그런데 봄이 되었을 때 체질적으로 열이 많은 어린아이들이 봄 감기에 걸리게 되면 추위에 떨었을 때 몸에 쌓인 열과 또한 겨우내 몸 안에 쌓인 열기가 합하여져서 대단한 열기가 밖으로 나오게 된다고 생각된다. 당연히 고열을 수반하는 홍역(紅疫)이나 유행성이하선염(流行性耳下腺炎) 등을 앓게 된다고 생각이 된다.

만약 열이 많은 아이가 봄에 감기에 걸리지 않았다면 단지 겨우내 추위 때문에 몸 밖으로 나가지 못하고 몸속에 쌓인 열기만 따뜻한 봄이 되었을 때 피부로 나오게 된다. 이러한 아이들은 비교적 고열(高熱)을 수반하지 않는 풍진(風疹)이나 수족구병(手足口病)에 걸리게 된다고 생각할 수 있다.

홍역, 유행성이하선염, 풍진, 수족구병은 대표적인 봄철 유행병이다. 서양의학은 다양한 바이러스에 의한 감염으로 전염되어 발병한다고 주장하고 있으나 필자는 환자로부터 전염되어 발병하는 병이 아니라고 생각한다. 가끔씩 어느 외국에서 여름철에 기온이 너무 치솟아서 일사병 열사병으로 수십 명의 시민이 동시에 사망하였다는 보도를 접하기도 한다. 당연히 서양의학도 일사병 열사병으로 수십 명이 동시에 사망하게 된 원인이 여름철의 무더위 때문이라는 사실에 이의를 제기하지 않는다. 여름철에 많은 사람들이 동시에 바이러스에 감염이 되어 일사병 열사병이 발병해서 많은 사람들이 사망하게 되었다는 주장은 하지 않는다. 따라서 일사병 열사병을 예방한다는 예방주사는 만들 이유도 없고 만든다고 하여도 효과도 없다.

그렇다면 겨울의 추위 때문에 많은 사람들이 동시에 독감에 걸린 것도 당연히 추위 때문이지 바이러스에 의한 감염으로 모두 독감에 걸린 것은 아니다. 겨울에 독감 예방주사를 맞았다고 해도 옷을 다 벗어버리고 거리를 활보하면 당연히 독감에 걸린다. 겨울에 추위 때문에 발병하는 독감을 예방하기 위한 예방주사가 만들어질 이유도 없고 효과도 없다.

겨울이라는 계절의 특징인 추위 때문에 독감이 유행하고 여름이라는 계절의 특징인 더위 때문에 일사병 열사병이 유행하는 것처럼 봄에도 큰 일교차와 점점 따뜻해지는 계절의 특징 때문에 특별히 유행하는 질병들이 발생하는데 바로 홍역, 유행성이하선염, 풍진, 수족구병 등이라고 생각한다. 당연히 봄에 유행하는 질병을 예방한다는 예방주사가 만들어질 이유가 없다. 서양의학은 사람들이 동시에 어떤 병을 앓게 되면 무조건 세균이나 바이러스의 감염으로 발생한다고 주장하면서 다짜고짜 예방주사를 만들어 강제로 접종시키려 한다.

서양의학의 주장대로 봄철 유행병들이 바이러스에 의한 감염이라고 한다면 어떻게 주로 영유아부터 열다섯 살 미만의 아이들만 선택적으로 감염시켜 이러한 병을 발병시키는지 의심하지 않을 수 없다.

서양의학은 바로 면역력의 문제라고 주장할지도 모른다. 이 세상에 노인들보다 면역력이 떨어진 사람이 어디 있겠는가? 그렇다면 당연히 노인들이 봄에 유행하는 병에 제일 먼저 감염이 되어야 마땅할 것이지만 노인들은 봄에 유행하는 병을 거의 앓지 않는다. 노인들은 나이가 들면서 오장육부가 차가워져서 봄의 일교차 때문에 감기에 걸려도 몸속에 쌓이는 열이 없으니 밖으로 나올 열도 없다.

또한 노인들의 경우 겨우내 추위 때문에 몸속에 열기가 밖으로 빠져나가지 못하고 몸속에 쌓인다고 해도 본래 오장육부가 냉(冷)하기 때문에 몸속에 쌓이는 열이 거의 없어 봄이 되어 따뜻하여져도 밖으로 나올 열도 없다. 따라서 노인들은 봄이 되어도 대체로 알러지성 비염(鼻炎), 알러지성 결막염, 무좀, 주부습진 등의 병도 앓지 않으며 홍역, 풍진, 유행성이하선염, 수족구병 등의 질환에는 더더욱 걸리지 않는 것이다.

봄 감기에 걸리지 않은 열이 많은 어린아이는 따뜻해지는 봄이 되면 심장(心臟)의 열기가 따뜻해진 손으로 나오게 되므로 손에 발진(發疹)이 나타난다. 봄이 되어 신장(腎臟)의 열기가 따뜻해진 발로 나오게 되면 곧 발에 발진이 발생한다. 봄에 위(胃)의 열기가 겨울보다 따뜻해진 구강(口腔)으로 나오면 구강에 궤양성포진(潰瘍性疱疹)을 발생시키고, 심장의 열기가 겨울보다 따뜻해진 혀로 나오면 혀에도 발진이 발생하게 된다. 서양의학은 이러한 증상을 동시에 보이는 환자를 바이러스에 감염되어 수족구병에 걸린 탓이라고 진단하고 있으나 대단한 착각이다.

봄에 오장육부가 차가운 노인들에게는 수족구병이 절대로 발병하지 않고, 어린아이 중에서도 주로 열이 비교적 많은 오장육부가 뜨거운 어린아이에게 당연히 잘 발생하게 되므로 수족구병이 유행을 해도 걸리는 아이가 있고 걸리지 않는 아이도 있는 법이다. 겨울에는 전혀 발병하지 않았던 주부습진이나 무좀이라는 병이 봄이 되어 성인들에게 발생하게 되는 이유와 겨울에는 발병하지 않았던 수족구병이 봄이 되어 어린아이에게 발병하게 되는 이유는 완벽하게 동일하다고 생각한다.

신문인용

| 질병예찬 |

발열과 예방주사에 관하여 필자와 유사한 생각들을 피력한 질병예찬(저자 베르트 에가르트너)이라는 책의 내용을 소개하고 있는 신문의 서평(書評)을 인용한다.

현대에 접어들면서 의학은 더욱 발달하고 환경은 더욱 깨끗하게 변화했다. 그러나 조류인플루엔자, 신종인플루엔자 등 새로운 전염병에 대한 공포는 더욱 확산되고 있다. 저자는 때때로 질병에 걸려도 좋다고 말하며 위생과 청결을 강조하는 건강산업이 오히려 우리의 면역체계를 더 약화시켰을 가능성에 대해 이야기한다.

현대의학에서는 보통 열이 날 때 체온이 38도 이상 올라가면 해열제를 투약한다. 그러나 열은 병균을 약화시키고 면역체계를 단련하기 위한 이상적인 작업환경에 도움을 준다는 것이 저자의 설명이다. 하지만 사람들은 열이 나면 쉬는 대신 해열제를 먹고 억지로 열을 낮춘 뒤 무리해서 활동에 나선다.

1980년대 독일의 한 연구팀은 동독과 서독의 어린이를 대상으로 알레르기에 관한 비교 연구를 실시했다. 대기오염이 훨씬 심각하고 위생 상태가 나쁜 동독에서 알레르기 발생률이 더 높을 것이라고 예측했지만 결과는 반대였다. 학자들은 이를 동독의 유아원에서 여러 차례 감기에 걸리는 등 질병에 걸렸던 경험이 동독 쪽 어린이들의 면역력을 높였을 것이라고 추측했다. 적당히 더러운 환경이 오히려 질병예방에 도움을 줬다는 말이다.

저자는 예방주사 역시 여러 가지 문제점을 안고 있다고 지적한다. 사람들은 처음 홍역 예방주사가 등장하였을 때 간호만 잘하면 아무 일 없이 지나갈 수 있는 전통적인 소아병을 굳이 예방할 필요가 없다며 이를 불신했다. 실제로 세대에 걸쳐 이뤄진 예방접종은 모유를 통해 자연스럽게 전해지던 홍역 면역력을 약화시켰다. 심지어 일부 예방주사에는 자연스럽게 배출되지 않고 인체에 쌓이는 에틸수은이 들어 있어 자폐증 발병에 영향을 미친다는 의심을 받기도 한다.

 작가는 우리가 항생제 해열제 등을 무분별하게 사용하면서 자연스러운 우리 몸의 면역체계를 스스로 불신하는 상황을 경계한다.

7

다양한 예방주사를 맞으면
열이 난다.

어린아이들에게 다양한 백신을 접종했을 때 그 부작용으로 아이에게 심각한 발열이 나타날 수도 있다. 그러나 발열은 백신 접종 후에 발생하는 심각하고 위중한 많은 부작용 중에 매우 가벼운 증상이라고 할 수 있다. 발열을 포함한 백신의 심각한 부작용은 이루 말할 수 없이 많아서 이 책에서 모두 설명할 수 없다. 아이에게 접종되는 다양한 백신의 치명적인 부작용에 대하여 자세한 설명을 하고 있는 두 권의 책을 소개한다. 소중한 우리 아이에게 접종하는 모든 예방주사에 관하여 부모들이 철저하게 검증을 하고 접종 여부를 결정해야 한다. 소개하는 두 권의 책은 전문가가 아니라도 쉽게 이해할 수 있게 쓰여 있고 의학적 전문용어가 적지 않게 나오지만 즉시 인터넷 검색을 하면 쉽게 알 수 있으니 너무 어렵게 생각하지 말고 가벼운 마음으로 꼭 읽어보길 바란다.

📖 참고용 도서

- 예방접종 어떻게 믿습니까 (저자 의학박사 스테파니 케이브)
- 백신 그리고 우리가 모르는 이야기 (저자 팀 오시)

필자가 이 글을 쓰는 요즈음 애플(Apple)이라는 회사가 고의로 일정 기간이 지나면 아이폰의 성능을 떨어지게 하여 사용자들이 빨리빨리 신제품으로 바꾸도록 만들려고 한 사실에 전 세계인들이 분노하고 있다는 뉴스가 보도되고 있다. 자본주의가 우리나라보다 훨씬 빨리 정착된 서양의 많은 기업들은 최소한의 노력으로 신속하게 돈을 더욱 많이 벌어들일 수 있는 상술도 크게 발달되어 있다. 당연히 비윤리적인 상술(商術)도 마다하지 않을 수 있다. 많은 사람들이 순진하게 스티브 잡스에 열광하였다가 애플이라는 기업의 냉정한 속성을 뒤늦게 각성하고 더욱 실망을 하고 있다.

서구제약회사도 애플처럼 이런 비열한 상술로 부작용이 많은 다양한 약물들을 전 세계인들에게 판매하려는 비윤리적인 노력을 하지 않는다고 장담하지 못한다. 애플은 소비자들에게 경제적인 손실만 끼쳤지만 서구제약회사는 인류에게 경제적인 손실만 끼치는 것이 아니라 건강에 치명적인 위해도 가하고 있다는 것을 알아야 한다.

신문인용

|소아용 백신 속 수은이 자폐증 유발|

미국 자폐아 가족 4800여 명 주장 정부 상대 소송

미국에서 폭발적으로 늘어난 자폐증과 관련해 소아용 백신에 들어 있는 수은이 자폐증 유발 물질인지를 가리는 집단소송이 시작됐다고 뉴욕타임스가 13일 보도했다.

자폐아 4800여 명의 가족들은 소아용 백신에 포함됐던 수은이 병의 원인인데도 이를 방치해 수많은 피해자를 양산했다며 연방정부를 상대로 가족당 수백만 달러의 손해배상 소송을 제기했다.

미국에선 1980년대 이후 자폐증 환자가 급증했다. 80년대 인구 1만 명당 1명이던 자폐아들이 요즈음에는 150명당 1명으로 부쩍 늘었다. 20여 년간 66배로 늘어난 것이다.

학자들은 원인 규명을 위해 다각도로 연구했지만 아직 명확한 실상은 파악하지 못했다. 그러나 일부 학자들 사이에선 소아용 백신 안에 포함된 수은이 유발 물질이라는 주장이 제기되어 왔다.

 백신의 부패 방지를 위해 사용됐던 치메로살(thimerosal) 안에 수은이 들어 있는데 이것이 아이들 뇌에 쌓이면서 자폐증을 일으켰다는 것이다. 이런 주장에 따라 치메로살은 2001년부터 사용이 중단됐다.

 이번에 소송을 낸 자폐아들의 가족 중 상당수도 수은이 든 백신 접종을 맞은 후부터 멀쩡하던 아이가 이상해졌다고 주장한다. 이번 배상 소송은 액수가 천문학적이어서 발병 원인에 대한 심도 있는 검토가 이루어져야 할 상황이다. 이번 재판은 2~3주간의 집중적인 심리가 진행된 후 내년께 최종 판결이 내려질 전망이다.

어린아이들에게 다양한 백신을 접종했을 때
그 부작용으로 아이에게 심각한 발열이 나타날 수도 있다.
소중한 우리 아이에게 접종하는 모든 예방주사에 관하여
부모들이 철저하게 검증을 하고 접종 여부를 결정해야 한다.

1. 염증(炎症)이란 무엇이고 염증이 발생하는 원인은 무엇인가?
2. 오장육부(五臟六腑) 이외의 장소에서 염증은 왜 발생하나?
3. 녹용유감(鹿茸有感)
4. 영유아를 비롯한 어린아이들의 돌연사(突然死)는 대부분
   젖이나 우유, 이유식, 떡, 계란, 고구마 등을 먹고 체(滯)하여 발생한다.
5. 감기에 걸리면 왜 헛소리를 하게 되며 또는 의식을 잃거나
   소위 열성경련을 하는가?
6. 열이 나는 것은 매우 좋은 증상이다.
   따라서 어린아이에게 심각한 고열이 있다고 해도 절대로
   사망에 이르지 않는다. 잘못된 서양의학적 처치와 복용한
   양약의 부작용이야말로 어린아이의 생명을 위협하고 있다.

Part 2

염증(炎症)은 왜 발생하나?

1

염증(炎症)이란 무엇이고
염증이 발생하는 원인은 무엇인가?

서양의학은 소위 인체에 발생하는 모든 염증(炎症)은 세균과 바이러스로 인한 감염으로 발생한다고 주장하고 있다. 물론 한편으로는 염증 자체와 세균과 바이러스에 의한 감염(感染)과는 별개의 문제일 수도 있다는 애매한 이론도 함께 펼치기도 하지만 염증 환자에게 거의 어김없이 결국 항생제(抗生劑)를 투여하고야 만다. 그러나 현실에서는 환자들이 호소하는 다양한 염증(炎症)이 세균이나 바이러스에 의한 감염으로 발생하였다고는 도저히 설명할 수 없는 경우를 수없이 만나게 된다.

분명히 녹용(鹿茸)을 먹인 다음부터 소위 다래끼라고 하는 맥립종(麥粒腫)이 양쪽 눈썹에 발생하여 항생제를 복용하여도 낫지 않아 수술을 여러 번 하였다는 환자의 불평도 들을 수 있다. 어린아이에게 목 전체를 감싸는 폴라 티셔츠를 입히면 편도염이 생긴다고 말하는 사람도 만난 적이 있다. 꿀을 먹으면 편도염이 생긴다고 호소하는 사람도 있다. 신경만 좀 쓰면 요도염(尿道炎), 방광염(膀胱炎)이 발병하여 괴로워하는 여자들도 볼 수 있다. 절대로 성적(性的)인 접촉이 전혀 없었는데 왜 병원에서는 성적인 접촉으로 질염(膣炎)에 걸렸다고 하는지 이해할 수 없다고 강변하는 여성도 있다. 남자가 성기(性器)에 포진(疱

疹)이 생겨 병원에 갔더니 성병이라고 하는데 본인은 절대로 성적인 접촉이 전혀 없었노라고 강변하는 환자도 있다.

　염증이 세균과 바이러스에 의한 감염으로 발생한다면 왜 노인들에게는 대체로 편도염, 맥립종, 결막염, 여드름, 방광염, 중이염 등의 다양한 염증이 잘 나타나지 않을까? 감염에 관한 면역력으로 따지더라도 노인들의 면역력이 제일 떨어져 있는 상태라고 볼 수 있는데도 불구하고 말이다.

　사람마다 조금씩 다르지만 어린 시절에 편도염, 중이염, 맥립종 등 다양한 염증으로 고생하였던 사람들도 나이가 50세 정도를 지나게 되면 더 이상 그런 염증을 앓지 않게 된다. 왜 염증은 주로 어린아이부터 젊은 사람들에만 나타나는가? 이렇듯 세균과 바이러스가 염증을 일으킨다는 서양의학의 이론을 신뢰할 수 없는 의심스러운 사례들은 한둘이 아니며 또한 감염되어서 발병하였다고는 도저히 설명할 수 없는 다양한 염증을 앓고 있는 환자들을 현실에서 수없이 만나게 된다.

　그렇다면 염증은 무엇이며 어떤 원인으로 발생하게 되는가? 바로 염(炎)이라는 한자(漢字)야말로 정확하게 염증을 정의(正意)하고 있다. 불 화(火)라는 글자가 위아래로 각각 한 개씩 들어가 염(炎)이라는 한자말을 구성하고 있는데 그야말로 염증의 상태를 정확하게 표현하고 있다. 염(炎)이라는 것은 세균과 바이러스의 감염과는 아무런 관계없이 어떤 이유로 발생한 불(火)로 인하여 인체의 어떤 곳이 단지 매우 뜨거워진 상태를 일컫는 말이다.

인체의 어떤 부위에 염증이 생겼나에 따라서 조금씩 차이를 보이지만 인체의 어느 곳이 여러 가지 이유로 발생한 불(火)로 인하여 단지 뜨거워지면 빨갛게 붓게 되며 열이 나면서 동시에 통증이 발생하게 된다. 바로 서양의학이 정의하고 있는 염증의 증상(발적, 발열, 종창, 통증)과 일치하게 된다. 그렇다면 인체의 어떤 부위가 어떤 이유로 뜨거워지는가 하는 물음이야말로 인체에 염증은 어떤 이유로 발생하나라는 질문과 동일한 것이라고 말할 수 있다.

여름에는 파리와 모기가 크게 번성한다. 그러나 겨울에는 파리와 모기를 찾아 볼 수 없다. 겨울에 파리와 모기가 자취를 감춘 것은 절대로 여름에 살충제를 살포하여 파리와 모기를 모두 박멸하였기 때문이 아니다. 추운 곳에서 살 수 없는 파리와 모기가 겨울의 추위 때문에 스스로 잠시 사라진 것일 뿐이다. 여름이 되어 날씨가 더워지면 따뜻한 곳에서 번성하는 파리와 모기는 어김없이 다시 나타난다.

세균과 바이러스는 파리, 모기와 아주 똑같다. 차가운 곳에서는 파리와 모기처럼 잠시 사라져 버렸다가 뜨거워지면 순식간에 다시 나타나 번성한다.

일단 오장육부와 관련된 염증에 대하여 알아보자. 세균과 바이러스가 오장육부를 뜨겁게 만들어 오장육부에 염증이 발생하는 것이 아니라 여러 가지 이유로 먼저 오장육부가 뜨거워지면 파리와 모기처럼 세균과 바이러스가 오장육부에 스스로 번성하게 되는 것이다. 서문 이후로 지금까지 어린아이들은 어떤 이유로 열이 나는가에 관하여 설명하였다.

겨울철 감기

겨울철 감기에 걸린 경우를 살펴보자. 사람의 오장육부의 열기는 평소 각각 연결된 외부의 피부나 조직으로 발산이 되고 있는데 겨울철 감기에 걸리면 추위에 떠는 동안 체온의 발산이 정지되므로 오장육부가 스스로 뜨거워진다고 설명하였다. 이렇게 오장육부가 스스로 뜨거워진 자체가 곧 오장육부의 염증이다.

　오장육부가 뜨거워지면 여름철에 번성하는 파리와 모기처럼 다양한 세균이나 바이러스가 오장육부에 자생하여 번성하게 된다. 따라서 세균이나 바이러스를 항생제로 사용하여 박멸한다고 해도 염증(炎症)을 절대로 치료하지 못하는 것이다.

　겨울철에 감기로 발생한 오장육부의 염증은 추위 때문에 인체 밖으로 나가지 못한 오장육부의 열기가 스스로 쌓여 뜨거워져서 발생하였는데 세균과 바이러스를 죽인다고 뜨거워진 오장육부가 차가워질 수가 없기 때문이다. 오장육부의 염증을 근본적으로 낫게 하려면 뜨거워진 오장육부를 단지 차갑게만 해주면 되는 것이다. 뜨거워진 오장육부를 즉 염증이 생긴 오장육부를 차갑게 해주면 차가워진 곳에서는 살 수 없는 세균과 바이러스는 겨울철 추위에 사라져버리는 파리와 모기처럼 순식간에 사라져 버리는 것이다. 애당초에 세균과 바이러스가 염증을 일으키지도 않았기 때문에 세균과 바이러스를 박멸시킬 이유도 없지만 아무튼 오장육부를 차갑게 해주면 세균과 바이러스는 완전히 박멸되는 것이다.

┃ **스트레스**

어린아이가 스트레스를 받으면 오장육부가 뜨거워지고 뜨거워진 오장육부의 열기가 밖으로 나오면서 열이 난다고 하는 설명을 하였다. 역시 스트레스로 오장육부가 뜨거워진 자체가 바로 오장육부의 염증(炎症)이다.

앞에서 설명한 대로 여름철에 더워지면 번성하는 파리와 모기처럼 사라졌던 세균과 바이러스가 스트레스로 뜨거워진 오장육부에 나타나 번성하게 된다. 세균과 바이러스가 오장육부를 뜨겁게 한 것이 아니라 스트레스가 오장육부를 뜨겁게 하였으니 항생제를 사용하여 세균과 바이러스를 박멸한다고 해도 오장육부는 차가워지지 않는다. 즉 오장육부의 염증은 사라지지 않는다.

스트레스를 받고 병이 난 사람들이 흔히 하는 다음과 같은 말이 있다. '속상해서 그렇게 되었다', '속을 끓여서 그렇게 되었다', '속이 썩어서 그렇게 되었다'. 세상 사람들의 입에서 자연스럽게 나오는 이와 같은 말들은 사람이 스트레스를 받았을 때 오장육부에 일어나는 변화를 정확하게 표현하고 있다. '속상해 죽겠다'는 말은 속이 상(傷)해서, 오장육부가 상(傷)해서 죽겠다는 말이다. '속을 끓였다'는 말은 속이 뜨거워져서 오장육부가 뜨거워져서 끓을 정도라는 말이다. '속이 썩는다'는 말은 오장육부가 뜨거워져서 썩어버릴 정도라는 말이다.

냉장고가 고장이 나 냉장고 안의 온도가 높아지면 냉장고 안에 넣어두었던 고기(육류(肉類))가 상(傷)하듯이 사람의 속도 오장육부도 스트레스로 뜨거워져서 상(傷)했다는 말이다. 냉장고 안의 온도가 더욱 높아지고 시간이 점점 더 지나면 냉장고 안에 들어 있던 고기가 모두 썩듯이 스트레스의 크기가 크고 오랫동안 스트레스를 받게 되면 오장육부가 더욱 많이 뜨거워지면서 썩게 된다는 것이다. 정확한 의학적 사실을 지적하고 있는 민중들의 말이 아닐 수 없다.

어린아이들은 성인보다 오장육부가 더욱 뜨겁다. 따라서 조금씩 차이는 있겠지만 어린아이는 성인보다 체온이 1도 정도 높다고 서양의학도 인정하고 있다. 본래 오장육부가 뜨거운 어린아이가 스트레스를 받게 되면 성인보다 더욱 뜨거워진다. 성인보다 더욱 심각한 염증이 발생하게 된다.

여름철 더위

여름철에 더위가 사람의 오장육부를 뜨겁게 한다고 설명한 바가 있다. 여름철 더위로 인하여 오장육부가 뜨거워진 자체가 오장육부에 염증이 발생하였다는 뜻이다. 당연히 더위로 뜨거워진 오장육부에도 세균과 바이러스가 번성하게 된다.

여름철 더위에 오랫동안 머물게 되면 오장육부만 뜨거워지는 것이 아니라 혈액도 뜨거워진다. 혈액이 뜨거워지면 혈액 속에도 오장육부에서처럼 다양한 세균과 바이러스가 자생하여 번성하게 된다.

서양의학은 일사병 열사병 환자의 혈액 속에 다양한 세균과 바이러스가 비정상적으로 크게 증식한다는 것을 이미 잘 알고 있다. 오장육부에 번성한 세균과 바이러스와 혈액 속의 세균과 바이러스가 일사병 열사병을 일으킨 것이 아니라 더위가 일사병 열사병을 일으킨 것이라는 것은 더 이상 설명할 필요가 없다. 본래 오장육부가 뜨거운 어린아이는 더위로 인하여 쉽게 오장육부의 염증이 발생한다.

인삼, 홍삼, 산삼, 녹용, 꿀 등의 복용

어린아이가 인삼, 홍삼, 산삼, 녹용, 꿀 등을 먹으면 오장육부가 뜨거워지고, 뜨거워진 오장육부의 열기는 몸 밖으로 나오게 되므로 당연히 열이 난다고 설명한 바가 있다. 인삼, 홍삼 등 사람의 오장육부를 뜨겁게 하는 작용을 가지고 있는 이러한 약재를 먹으면 오장육부가 뜨거워지므로 바로 오장육부에 염증이 발생하게 된다.

어린아이들은 성인에 비하여 오장육부가 뜨겁기 때문에 이런 약재를 먹으면 오장육부가 빨리 극심하게 뜨거워진다. 염증이 신속하게 진행되고 중증(重症)의 염증을 나타내기 쉽다. 인삼, 홍삼 등이 먼저 오장육부를 뜨겁게 하였고, 뜨거워진 오장육부에 세균과 바이러스가 번성하게 된 것이므로 인삼, 홍삼 등을 먹고 발생한 염증에 항생제를 복용하여 세균과 바이러스가 전멸이 된다고 해도 염증은 절대로 나을 수 없고 전혀 효과를 나타내지 못한다.

성숙과정

갓난아이의 오장육부는 아직 성인의 오장육부처럼 성숙이 되지 않았기 때문에 성숙이 되는데 시간이 많이 걸린다. 여자라면 생리(生理)를 시작하고 남자라면 사정(射精)이 가능해야 사람의 오장육부가 완전하게 성숙되었다고 판단할 수 있다.

닭이 알을 품어 따뜻하게 해주어야 달걀이 변하여 병아리가 되듯이 어린아이도 따뜻한 열기가 있어야 미성숙(未成熟)한 오장육부가 점점 성숙이 된다고 할 수 있다. 따라서 어린아이의 성장 중에 나타나는 가벼운 발열은 오장육부가 성숙하는 데 필요로 하였던 열기가 몸속에 적당히 쌓이면 주기적으로 밖으로 나오게 되어 발생하는 현상으로 생각된다.

어린아이의 발열이 지혜열이라고 해도 사실 몸속에 약한 염증이 진행되고 있다고도 볼 수 있지만 그 정도가 미약하고, 발열로 오장육부의 열기가 밖으로 잘 나오고 있으므로 전혀 걱정할 필요가 없는 염증(炎症) 상태라고 생각된다.

봄철 감기

봄이 되어서 발생되는 발열은 두 가지로 나누어 볼 수 있다. 봄철 감기에 걸려서 발생하는 발열과 봄철 감기에 걸리지 않았는데 날씨가 따뜻해져서 겨우내 밖으로 나오지 못하고 몸속에 쌓였던 오장육부의 열이 밖으로 나오면서 발생하는 발열이다.

일교차가 큰 봄에 감기에 걸려서 발생하는 발열은 겨울에 감기에 걸린 경우보다 심각한 발열이 수반되기 쉽다. 겨울에 감기에 걸리지 않았어도 추위로 인하여 몸 밖으로 나가지 못하고 몸속에 쌓인 열기와 봄철 감기에 걸렸을 때 즉 봄의 추위에 발산되지 못하고 몸속에 쌓인 열기가 합하여져서 따뜻한 곳에 들어왔을 때 몸 밖으로 나오니 겨울 감기보다 심각한 고열을 수반하기 쉽다고 생각된다.

서양의학은 봄에 홍역 또는 유행성이하선염을 앓는 환자가 많아지니 바이러스에 의한 감염으로 홍역과 유행성이하선염이 유행한다고 주장한다. 그렇다면 여름에 일사병 열사병 환자가 많아지니 일사병 열사병 역시 바이러스에 의한 감염으로 인하여 유행한다고 주장하여야 한다. 더위 때문에 일사병 열사병이 발병하는 것처럼 홍역과 유행성이하선염도 일교차가 큰 봄에 감기에 걸려서 발병하는 것이고 감염과는 전혀 관계가 없다고 필자는 믿는다.

　봄에 감기에 걸리지 않았는데 발생하는 발열은 앞에서 설명한 대로 겨우내 몸 밖으로 나오지 못하고 몸속에 쌓였던 열기가 봄이 되어 날씨가 따뜻해져서 사람의 피부와 살도 따뜻해지니 몸 밖으로 나와 발생하는 현상이다. 봄철 감기에 걸렸을 때보다 매우 약한 미열(微熱)이 나오거나 발열은 없고 피부에 약한 발진이나 수포만 형성한다고 생각된다.

　서양의학은 이런 현상을 바이러스에 의한 감염으로 풍진이나 수족구병에 걸린 것이라고 주장하는 데 필자는 역시 전혀 동의하지 않는다. 홍역, 유행성이하선염, 풍진, 수족구병 등 봄에 유행하는 병들 역시 앞에서 설명한 원인으로 오장육부가 뜨거워져서 그 열기가 밖으로 나오는 것이므로 당연히 오장육부의 염증(炎症)을 수반하고 있는 것이다.

　소위 예방주사로는 예방하지 못하며 봄에 유행하는 홍역, 풍진 등의 병에 걸렸을 때에는 몸 밖으로 열을 잘 나가게 해주고, 뜨거워진 오장육부를 차갑게 해주면 쉽게 낫게 된다. 봄에 발생하는 다양한 질환의 원인 역시 오장육부의 염증으로 발생한다.

어린아이들은 어떤 이유로 열이 나는가

∨ 겨울철 감기
∨ 스트레스
∨ 여름철 더위
∨ 인삼, 홍삼, 산삼, 녹용, 꿀 등의 복용
∨ 성숙과정
∨ 봄철 감기

2

오장육부(五臟六腑) 이외의 장소에서 염증은 왜 발생하나?

여러 가지 이유로 오장육부(五臟六腑)가 뜨거워진 자체가 오장육부의 염증이라고 앞에서 설명하였다. 간이 뜨거워진 상태를 간염(肝炎)이라 부르며 위(胃)가 뜨거워진 상태를 위염(胃炎)이라 부르고 폐가 뜨거워진 상태를 폐렴(肺炎)이라고 부른다.

그렇다면 오장육부 이외의 곳에서의 염증 즉 결막염, 편도염, 구내염, 맥립종(麥粒腫), 비염(鼻炎), 이하선염(耳下腺炎) 등은 어떠한 이유로 발생하는가? 인체 외부에 발생하는 염증은 외부(外部)로부터의 자극이 없었다면 모두 몸 안에 있는 오장육부의 열기가 각각 연결된 인체 외부로 나오는 과정에서 발생한다.

앞에서 설명한 바 있지만 사람의 눈은 간과 연결이 되어 있어 간이 뜨거워지면 그 열기가 눈으로 올라와 눈을 뜨겁게 만든다. 안구(眼球)가 뜨거워지면 안구가 빨갛게 되고 붓게 되며 통증이 발생하고 눈물이나 눈곱이 많이 나오게 된다.

서양의학은 세균과 바이러스의 감염으로 눈병이 걸린다고 주장하지만 사실은 어떤 이유로 간이 뜨거워지면 그 간의 열기가 연결되어 있는 안구를 뜨겁게 하여 결막염 각막염이 발병하게 되는 것이다. 폐는 편도와 연결이 되어 있다. 여러 가지 이유로 폐가 뜨거워지고 그 열기가 연결된 편도로 나오면 편도가 뜨거워지니 당연히 빨갛게 되고 붓게 되고 또한 아프게 된다. 편도염 역시 감염으로 발생하는 병이 아니라 폐의 열기가 연결된 편도로 나오는 과정에서 발생하는 병이다.

눈썹은 몸속에 있는 비장(脾臟)과 연결 되어 있다. 어떤 이유로 비장이 뜨거워지면 그 열기는 연결된 눈썹으로 나와 눈썹을 뜨겁게 만든다. 역시 눈썹이 빨갛게 되고 붓게 되며 통증이 발생한다. 따라서 소위 다래끼라고 하는 염증은 뜨거워진 비장의 열기가 비장과 연결된 눈썹으로 나오면서 발생하는 것이다.

노인들은 나이가 들면서 오장육부가 차가워져서 감기에 걸려도, 스트레스를 받아도, 더위를 먹어도, 인삼, 녹용을 먹어도 오장육부가 크게 뜨거워지지 않으므로 그 열기가 각각 연결된 곳으로 나오기 어렵다. 따라서 노인들에게는 편도염, 결막염, 각막염, 맥립종 등의 염증이 거의 발생하지 않는다.

모기에 물리면 물린 자리가 빨갛게 되고 붓고 가려운 증상이 생겨 즉 심각한 염증이 생겨 여름에 야외로 여름휴가를 가지 못하는 어린아이들이 꽤 많이 있다. 그런데 노인들이 모기에 물리면 모기에 물린 자리가 빨갛게 붓거나 하는 증상이 나타나지 않으므로 다음 날 모기에 물린 자리를 찾아내기 어려울 때가 많다.

아이들은 넘어져서 상처가 생기면 상처가 쉽게 붉어지고 뜨거워지고 붓게 되지만 만약 노인들이 넘어져서 어린아이가 다쳤던 곳과 똑같은 장소에 똑같은 크기의 상처가 나면 상처가 빨갛게 되지도 않고 별로 뜨겁게 느끼지도 못하고 붓게 되지도 않는다. 따라서 모기에 물렸다든지 혹은 찰과상(擦過傷) 등으로 발생한 염증도 세균과 바이러스의 감염과는 전혀 관계가 없다고 볼 수 있다.

어린아이들은 오장육부가 뜨거우므로 그 열기가 각각 연결된 피부와 살로 나와서 피부나 살 역시 노인과 비교하여 크게 뜨거우므로 외부의 자극에 쉽게 더욱 뜨거워진다. 사람의 피부나 살이나 근육이 다양한 외부적인 자극으로 뜨거워진 자체도 바로 염증이라고 할 수 있다.

세월호 침몰로 팽목항에 모인 유가족들에게 봉사약국을 지원하러 갔었던 약사들의 전언에 의하면 너무나도 억울하게 자녀나 가족을 잃은 유가족들이 처음에는 공통적으로 구내염을 많이 앓았다고 한다. 침몰하고 있는 배는 눈앞에 보이는데 아무 것도 할 수 없는 원통한 유가족들의 오장육부는 스트레스로 매우 뜨거워져서 거의 타들어 갈 지경이었을 것이다. 따라서 '애가 탄다', '속이 까맣게 타들어 간다'라는 말들은 사람들이 스트레스를 받았을 때 변화되는 오장육부의 상태를 정확하게 표현하고 있다고 볼 수 있다. 뜨거워진 오장육부의 열기 중에서 위(胃)의 열기가 연결된 구강으로 나와 많은 유가족들이 구내염을 동시에 앓게 된 것이다. 구내염 이외에 유가족 분들이 또 다른 어떤 병을 공통적으로 앓고 있었다면 그 병은 스트레스로 발병한 것이지 유가족 분들 사이의 감염으로 유행된 것이 아님은 너무나도 분명하다.

오장육부 이외의 곳에서 발생한 여러 가지 염증도 오장육부의 열기가 각각 연결된 인체 외부를 뜨겁게 만들어 발생하게 된다.

신문인용

　19세기 중반 서구에는 서로 각기 다른 병인론(病因論)을 주장하는 두 명의 학자가 있었다.

　한 사람은 버나드로서 그는 인체의 면역력 약화가 질병으로 이어진다고 주장하였다. 또 한 사람은 파스퇴르로서 그는 세균이 질병을 발생시킨다고 주장하였다.

　이 두 가지 주장 중에 서구는 파스퇴르의 손을 들어 주었고 세균을 죽이기 위한 화학 항생제 등을 개발함으로써 제약과 의료를 산업화하였다. 대신 인체를 보하여 면역력을 기르면 사람 스스로 얼마든지 질병을 해결하여 살아갈 수 있다는 버나드의 주장은 소리소문없이 사라지고 말았다.

　그런데 같은 시기에 메치니코프라는 학자가 있었다. 그는 처음에는 파스퇴르 아래서 연구를 하였으나 연구를 거듭하면서 점차 파스퇴르의 세균 병인론에 대해 의문을 갖기 시작했다. 그는 결국 파스퇴르의 세균 병인론이 틀렸다는 것을 확인하고 버나드의 면역 학설로 전향했다. 그리고 인간의 면역력을 강화하는 것이 질병 해결을 위해 얼마나 중요한지 밝히려 했으나 파스퇴르의 반대로 주목을 받지 못했다.

그래서 메치니코프는 공동연구가와 함께 대중 앞에서 수백만 마리의 콜레라균을 마시는 실험을 단행하였다. 그 결과 무서운 콜레라균에 감염되어 모두 큰 변을 당할 것이라는 우려와는 달리 단 한 명도 발병하는 사람이 없었다.

인체의 면역시스템이 강하면 어떠한 균이라도 인간 스스로 해결하여 건강하게 살아갈 수 있다는 사실을 입증해 보인 것이다. 하지만 이 역시 소리소문없이 사라지고 말았다.

어쨌든 세균이 병의 원인이라고 주장하는 근대의 서양의학이 탄생된 이래 우리 사회에는 세균에 대한 공포가 대단하다. 그 결과 신종플루니 독감인플루엔자니 언급만 했다하면 온 나라가 공포에 떨며 화학 백신을 접종하기에 북새통을 이루는 지경이 되었다. 그런데 냉철히 생각해보면 화학 백신 한 방을 맞았다고 하여 세균을 방어해낼 만한 힘이 생긴다는 것은 어딘지 석연치 않은 점이 있다. 즉 면역력이 약화되어 있으면 화학 백신을 맞았다고 해도 세균성

질환이 생길 수밖에 없고 심지어는 사망할 수도 있는 일이다. 그 사실은 지난 10월 이후 독감 예방접종 후 노인 3명이 잇따라 사망한 사실을 보더라도 알 수 있는 일이다.

사실 세균이나 바이러스는 미약한 생명력을 지닌 미생물이다. 인간은 어느 생명체 보다 생명력이 강한 만물의 영장이다. 이런 만물의 영장인 인간이 세균이 무서워 벌벌 떤다는 것은 우스운 일이라 하겠다. 그럼에도 불구하고 서양의학은 세균과 바이러스를 악마라고 말하면서 사람들을 공포에 떨게 하고 있다.

앞으로도 변종플루니 슈퍼플루니 하면서 또 어떤 바이러스를 부각시켜 사람들을 공포에 떨게 하면서 대대적으로 화학 백신을 접종시킬지 두고 볼 일이다. 그리고 그 뒤에서 또 얼마나 천문학적인 이익을 챙길지 계산해 볼 일이다.

3

녹용유감(鹿茸有感)

자그마한 바스락거리는 소리에도 크게 놀라 움직이며 항상 경계심을 늦추지 않고 있는 사슴, 두텁게 쌓인 눈 위에 사슴이 앉아 있으면 앉은 자리에 있던 눈이 순식간에 녹아버린다고 한다. 또한 사슴 무리를 살펴보면 수컷 사슴 한 마리가 열 마리 정도의 암컷을 거느리고 산다. 그런데 잠시도 가만히 있지 못하고 외부의 다양한 자극에 극도로 민감하게 반응하여 뛰어다니는 사슴의 발양(發陽)적인 기운, 앉은 자리의 눈도 순식간에 녹여버리는 사슴의 뜨거운 기운, 또한 열 마리 이상의 암컷 사슴을 거느리는 수컷 사슴의 기운, 이런 기운들을 옛사람들은 모두 양기(陽氣)라고 불렀다. 그렇다면 양(陽)의 기운은 항상 위로 올라가므로 수컷 사슴이 가지고 있는 이 세 가지 뜨거운 양기는 마땅히 위로 올라가 수컷만 가지고 있는 가장 꼭대기에 위치한 어린 뿔(녹용(鹿茸))에 모이게 될 것이다.

대체로 녹용은 하루에 두 번 복용하는 것이 일반적인 복용법인데 일회(一回) 복용(服用)시에 약 4그램을 복용한다. 정확하게 표현하면 3.75그램이다. 녹용을 서양의 과학적 방식으로 즉 영양학적으로 분석해보니 훌륭한 영양소가 녹용에 많이 들어있다는 결과가 나왔다고 하더라도 고작 4그램 속에 몸에 좋은 유익한 영양소가 들어 있으면 얼마나 많은 양이 들어 있을 수 있는가? 몸에 좋은 고단백질 혹은 인체에 유익한 불포화지방산 등 이런 것들이 들어있으면 얼마나 많이 들어있을 수 있는가? 만약 그런 것들이 많이 들어있다고 해도 소고기 600그램에 들어 있는 영양성분과는 비교할 수 없을 만큼 미량(微量)이 들어있을 것이다.

그런데도 불구하고 왜 녹용 한 냥(일양(一兩)) 즉 약 40그램의 가격이 소고기 한 근(斤)보다 훨씬 비싸게 팔리고 있단 말인가? 정확한 녹용의 효능 효과는 서구의 영양학적 분석방법으로는 절대로 알아낼 수 없다. 칼로리라든지 지방, 단백질, 탄수화물 등 이러한 서구의 과학적 지식을 전혀 알고 있지 못했던 상황에서도 옛사람들은 녹용의 효능을 정확하게 알아내고 환자에게 적용하여 다양한 질환을 낫게 하였다.

하루 종일 잠시도 가민히 앉아 있지 못하는 사슴의 빌양적인 기운이 모여 있는 사슴의 뿔은 나이가 들어 기운이 떨어져 조금만 움직여도 숨이 차거나 기운이 떨어져 그냥 누워버린 사람에게 좋은 보약이 된다. 앉은 자리의 눈도 녹여버리는 사슴의 따뜻한 기운이 위로 올라가 모여 있는 사슴의 뿔은 나이가 들어 몸이 냉(冷)하여져서 겨울에 자주 감기에 걸리는 노인에게 매우 좋은 효과를 나타내는 훌륭한 보약이 된다. 열 마리의 암컷을 거느릴 수 있는 수컷 사슴의 양기가 위로 올라가 모여 있는 뿔은 나이가 들어 정력이 떨어져서, 즉 양기(陽氣)가 떨어져서 부부관계가 불가능한 중년의 사람들에게 또한 훌륭한 치료제가 될 수 있다. 녹용을 먹는 것은 서구 과학이 분석하여 명명한 어떤 영양소를 복용하는 것이 아니라 사슴만 가지고 있는 이 특별한 세 가지 양기를 한꺼번에 섭취하는 것이다. 녹용은 적어도 50세를 넘긴 사람들의 보약이며 나이가 들면 들수록 복용하였을 때 대체로 좋은 효과가 나타난다.

어린아이들은 애당초 양기가 몸에 넘쳐나고 있다. 그래서 순양지체(純陽之體)라고 부른다. 잠시도 가만히 있지 않고 움직이거나 뛰거나 울거나 말을 한다. 가만히 앉아 있을 때에도 손이나 발을 흔들거나 떨고 있다. 어린아이들은 본래 오장육부가 뜨거워진 채로 태어나 소위 몸에 열이 많다. 몸이 뜨겁다. 따라서 겨울에 감기에 걸리면 몸 안에 쌓이는 열이 많아지므로 노인에 비하여 현저한 고열과 심각한 염증이 발생한다. 찬물만 좋아하고 뜨거운 밥을 보면 신경질을 내고 더운 곳을 싫어하며 차가운 곳만 찾아간다. 중고등학생, 대학생과 이십 대, 삼십 대의 젊은이들은 특별한 경우를 제외하고 정력이 넘쳐서 즉 양기가 넘쳐나서 오히려 문제가 된다.

따라서 녹용은 갓 태어난 아이부터 영유아, 초중고학생, 대학생, 삼사십 대의 젊은이들이 복용하면 심각한 부작용이 발생하게 된다. 보약이 아니라 독약으로 작용한다고 해도 과언이 아니다. 더구나 요즈음 인삼과 녹용 또는 홍삼과 녹용을 혼합하여 만들어진 제품들도 많이 생산되는데 삼사십 대 이하의 사람들이 이런 제품들을 복용하면 더욱 오장육부가 뜨거워지므로 부작용이 매우 심각하게 발생한다고 할 수 있다.

아이에게 녹용을 먹이면 그렇지 않아도 잠시도 가만히 앉아 있지 않고 쉴 틈 없이 움직이는 아이가 사슴처럼 더욱 산만해지고 현저하게 주의력이 떨어지고 소리나 냄새에 매우 민감해진다. 병원에 가면 ADHD(주의력결핍 과잉행동장애)라고 진단받게 된다. 아이가 녹용을 먹으면 몸이 사슴처럼 뜨거워져서 감기에 걸리거나 더위를 먹게 될 경우 다른 아이보다 더욱 심각한 염증과 발열이 발생하게 된다. 녹용으로 뜨거워진 열기가 코로 나오면서 코피가 자주 나기도 한다. 뜨거워진 오장육부의 열기가 피부로 나와서 피부를 뜨겁게 하므로 피부에 화상을 입은 것 같은 아토피의 증상이 발생한다. 폐도 뜨거워지니 마른기침을 심하게 한다. 정신사유활동을 주관하는 심장도 뜨겁게 만들어 이해나 암기를 잘하지 못하게 되니 노력을 해도 공부를 잘하지 못하게 된다.

그 옛날에는 모든 가정들이 아이들을 적어도 여섯 일곱 명 이상 낳아 기르고 있었다. 그 시대에는 아들을 낳아서 대를 이어야 한다는 남아 선호사상이 뿌리 깊게 남아 있어 여자가 시집을 와서 아들을 못 낳으면 큰 죄를 지은 사람처럼 시집에서 쫓겨 나가거나 여자 스스로 마땅히 친정으로 돌아가야 된다고까지 생각하였다. 이런 시절에 연속 딸만 출산하다가 겨우 아들 한 명을 출산하는 일이 삼대 혹은 사대 째 이어지면 그 아들은 바로 삼대(三代) 독자(獨子) 혹은 사대(四代) 독자(獨子)가 된다.

어릴 때부터 할아버지 할머니의 극진한 사랑을 받음은 물론 혹시 어린 나이에 아이가 병에 걸려 세상을 뜨지 않을까 노심초사하였다. 그리하여 어릴 때부터 인삼, 녹용 같은 보약을 많이 먹였다. 오장육부가 사슴처럼 뜨거워진다. 당연히 감기에 걸리거나 더위를 먹으면 고열과 심각한 염증으로 고생하였을 것이고 따라서 그런 보약(補藥)을 먹지 못한 아이들에 비하여 오히려 다양한 질병으로 고통을 받았을 것이다. 심장도 너무 뜨거워져서 암기나 이해를 잘 못하는 독자(獨子)들도 있었을 것이다.

 그러다 보니 정신적, 육체적으로 건강한 독자(獨子)들이 매우 드물었다. 그리하여 옛사람들은 몇 대 독자(獨子)치고 변변한 아이들이 거의 없다는 말을 하곤 하였다. 녹용을 먹고 온 몸의 안과 밖이 사슴처럼 뜨거워진 아이는 겨울에도 양말이나 옷을 벗고 다니려 하고 심지어는 아파트 베란다에서 잠을 자려 하고 옥상 등 자꾸 시원한 장소만 찾아다니려 한다. 학생들로 빼곡하게 들어찬 교실은 당연히 겨울에도 녹용을 먹은 학생이 제일 싫어하는 매우 넓고 답답한 장소이나. 당연히 수업에 집중하지 못하고 매우 산만해진다. 머리도 매우 뜨거워져서 냉장고 문을 조금 열고 그 사이에 베개를 끼워 넣어 차갑게 만들어 놓은 그 베개를 사용하여 잠을 자곤 한다.

 남자의 정액은 많은 양의 혈액으로부터 만들어진다. 많은 양의 혈액이 모여서 소량의 정액을 만든다는 말이다. 정확한 비유는 아니지만 혈액 100cc가 정액 5cc를 만든다고 할 수 있다. 따라서 남자가 사정을 많이 하면 몸속에 피가 부족해진다. 사람의 뼈와 살은 혈액으로부터 만들어진다. 성장기에 자위(自慰)를 많이 하면 피가 부족해져서 뼈와 살을 잘 만들지 못한다. 당연히 살이 찌지 않아 마르고 뼈가 자라지 않아 키가 크지 않게 되는 수가 많다. 따라서 자위를 많이 하게 되면 피가 부족해지므로 충분한 영양섭취를 못하여 몸속에 피가 부족하여져 발생하는 질병 즉 영양실조(營養失調)로 인하여 발생하는 질병을 똑같이 앓게 된다. 바로 폐결핵(肺結核)이다.

　서울 강남의 고등학교 한 학급에서 적어도 열다섯 명 이상의 학생들로부터 폐결핵 양성 반응이 나와 관계당국에서 역학조사를 한다는 텔레비전 뉴스를 보았을 것이다. 비교적 부유한 사람들이 많이 살고 있다는 서울의 강남에서 학생들이 영양실조로 인하여 폐결핵이 발병하였다고 볼 수 없다. 학생들이 자위를 많이 하여 폐결핵이 발생하였다고 확신할 수 있는 이유는 이런 사례를 여자고등학교에서는 찾아 볼 수 없고, 오직 남자고등학교에서만 주로 발생하는 일이기 때문이다.

　서양에서도 자위가 청소년의 건강에 크게 해롭다는 의학적 진실을 일찍이 잘 알고 있었다. 그래서 가능하면 청소년의 자위를 자연스럽게 억제하려고 노력하고 있었다. 주로 특별한 음식을 섭취하게 하고 특별한 운동을 시켜서 청소년들이 가능하면 자위를 덜 하도록 유도하였다. 그 특별한 음식은 바로 콘푸레이크이다. 옥수수로 만들어진 콘푸레이크는 넘쳐나는 성욕과 정력을 완만하게 억누르는 작용이 있어 과도한 자위행위를 하지 않도록 도와준다. 그 특별한 운동은 바로 영국에서 창조되어 시작하게 된 축구이다. 청소년들을 전후반전 합하여 90분을 쉬지 않고 뛰게 하고 목욕을 하게 하고 저녁을 먹게 하면 모두 지쳐서 잠에 곯아떨어져 역시 자위를 덜하게 만들 수 있기 때문이다.

녹용을 청소년들에게 복용시키면 열 마리 이상의 암컷 사슴을 거느릴 수 있는 수컷 사슴처럼 정력이, 양기가 넘쳐나게 된다. 요즈음 중고등학교에서는 체육과목 수업시간이 현저하게 줄었다고 한다. 아이들이 차를 타고 등하교를 하고 운동장에서 뛰는 일이 거의 없다. 스마트폰에서 많은 동영상을 볼 수 있다. 당연히 녹용을 먹지 않은 학생보다 훨씬 자위를 많이 하게 된다. 철모르는 어린 학생들의 성범죄도 걱정이 된다. 보약을 많이 먹고 자란 그 옛날의 사(四)오(五)대(代) 독자(獨子)처럼 정신적으로나 육체적으로 건강하지 못한 청소년이 될 확률이 높아진다. 녹용을 복용하여 앉은 자리의 눈도 순식간에 녹여버리는 사슴의 뜨거운 기운을 받게 되면 역시 간(肝)도 매우 뜨거워진다. 신경질과 짜증이 늘게 되면서 자그마한 일에도 크게 화를 내고 욕을 잘하고 싸움을 잘하고 성질이 매우 급하여지는 등 간이 매우 뜨거워졌을 때 발생하는 증상들을 보이게 된다.

십수 년 전 외국에 유학을 가서 공부는 하지 않고 도박을 일삼다가 빚을 지고 귀국하여 부모로부터 꾸중을 크게 듣게 된 젊은 아들이 유산을 노리고 부모를 모두 살해하고 집에 불을 지른 사건이 있었다. 아버지는 녹용을 수입하는 한약 약재상(藥材商)을 하고 있었는데 텔레비전에서 불에 타다 남은 집안의 물건을 화면으로 보여주면서 팔다 남은 녹용이 들어 있는 큰 자루를 확인할 수 있었다는 아나운서의 해설이 있었다. 녹용을 수입하여 약재상에 판매하는 직업을 갖고 있어 어릴 때부터 일찍이 아이에게 녹용을 많이 먹였을 것이라고 생각된다. 녹용을 먹고 오장육부가 뜨거워진 아이는 심장의 열기 때문에 이해나 암기를 잘하지 못하므로 한국에서 공부를 잘하지 못한 상태에서 유학을 가게 되었는데 외국에서도 역시 공부에는 관심이 없었을 것이다. 또한 간의 열기 때문에 자그마한 일에도 화를 크게 내고 성질도 불같이 매우 급하여져서 부모의 꾸중을 참지 못하고 패륜의 범죄를 저지르게 된 것이라고 볼 수 있다. 따라서 필자는 이 사건이 바로 녹용 때문에 벌어진 일이라고 생각한다.

　요즈음 자신의 아이가 밥을 잘 먹지 않는다고, 감기에 자주 걸린다고, 키가 크지 않는다고, 피로를 많이 느끼고 아침에 잘 못 일어난다고, 혹은 손과 발이 차고 추위를 많이 탄다고 녹용을 먹이는 부모들이 매우 많다. 녹용을 먹이면 아이가 밥을 더 먹지 않을 수도 있다. 녹용을 먹이면 감기에 잠시 덜 걸릴 수는 있으나 일단 감기에 걸리면 고열과 심각한 염증으로 고통 받게 될 확률이 높아진다. 녹용을 먹이면 키가 더 자라지 않을 확률이 높아질 수도 있다. 녹용을 먹이면 더욱 피로해하면서 아침에 평소보다 더 못 일어나고 잠만 자게 된다. 어린아이들은 성인에 비하여 애당초 오장육부가 매우 뜨겁고 그 열기가 피부로 나오게 되므로 손과 발뿐만 아니라 온몸의 피부도 뜨겁기 마련인데 특별히 온몸이 차갑고 추위를 많이 타는 아이들도 가끔 볼 수 있다. 이런 아이들은 손과 발이 뜨겁고 더워하는 아이들과 비교하여 더욱 오장육부가 뜨거운 아이이다. 오장육부가 너무 뜨거워지면 그 열기가 밖으로 피부로 잘 나오지 않아서 손발이 차고 추위를 많이 타는 것이다.

독자(讀者)들은 이런 이론을 잘 이해하지 못할지도 모르겠다. 앞에서 언급한 저체온증이 왜 더욱 위험한가에 관한 설명을 참고하면 이해가 쉬울 수도 있다. 따라서 손발이 차고 추위를 많이 타는 아이가 녹용을 먹으면 손발이 더욱 차가워지고 추위를 더욱 많이 타게 된다. 녹용을 한 살에 한 첩(貼), 두 살에 두 첩(貼), 세 살에 세 첩(貼), 네 살에 네 첩(貼)을 먹이면 밥도 잘 먹고 키도 잘 크고 면역력도 높여 감기도 잘 안 걸린다고 주장하는 전문가들이 많다. 그렇지만 어린아이들이 녹용을 먹고 그런 효과를 보는 경우는 매우 드물다. 잠시 그런 바람직한 효과가 나타났다고 하더라도 장복(長服)은 금물이다. 녹용은 어린아이에게는 독약(毒藥)이라고 단정적으로 말하여도 지나치지 않다. 특히 여름에 복용시키면 더 큰 부작용이 발생한다. 한 살에 한 첩, 두 살에 두 첩 이런 식으로 네 살 때까지 그렇게 계속 녹용을 먹은 어린아이, 다섯 살에는 어떻게 되었을까? 매우 불길한 생각이 든다.

4

영유아를 비롯한 어린아이들의
돌연사(突然死)는
대부분 젖이나 우유, 이유식, 떡, 계란,
고구마 등을 먹고 체(滯)하여 발생한다.

외국에서는 소시지 빨리 먹기라든지 햄버거 빨리 먹기 같은 대회가 정기적으로 자주 열린다. 그리하여 해외토픽을 다루는 텔레비전 프로그램에서 어느 누가 정해진 시간 동안 몇 개를 먹어 일등을 하였고 상금으로 얼마나 받았나를 전하는 뉴스도 자주 접하게 된다. 그러나 한편으로는 그 먹기 대회에서 몇 등을 한 어느 누가 대회가 끝나고 사망하였다는 소식도 가끔씩 듣게 된다. 그렇다. 음식을 먹고 체하면(식체(食滯)) 이렇게 죽을 수도 있다는 것을 옛사람들은 너무 잘 알고 있었다. 따라서 옛사람들은 체하면 매우 무섭고, 물을 먹고 체하는 것은 더 무섭다는 말을 하곤 했다. 또한 물 먹고 체한 데는 약도 없다는 말을 하곤 하였다. 음식을 먹고 체하여 기절(氣絶)을 하고 그 자리에서 경련(痙攣)을 하다가 사망하는 것을 자주 목격하게 된 옛사람들은 식체를 가장 두려워하였다.

옛사람들은 우리가 먹는 음식 중에서 비교적 소화가 잘 안 되므로 체하기 쉬운 음식이 있다면 반드시 그 음식을 잘 소화시키는 작용을 지닌 또 다른 음식과 함께 조리하여 먹도록 배려하고 있었다. 그런데 음식마다 그 음식을 소화시키는 또 다른 음식이 각각 판이하게 다르다. 그래도 일반적으로 여러 가지 음식을 소화시키는 작용이 강력한 대표적인 음식이 바로 무이다. 따라서 어떤 음식이 무와 함께 조리되어 나온다면 그 음식은 소화가 잘 안 되는 체하기 쉬운 음식이라는 것을 알아야 한다. 냉면은 체하기 쉬운 음식이니 반드시 무가 들어가 있다. 김밥 역시 체하기 쉬운 음식이니 무 또는 단무지가 들어가 있다. 무가 밖으로 따로 나와 있는 것은 충무김밥이다. 소고기국에 무가 들어 있으면 그 소고기는 질겨 소화가 잘 안 되는 부위의 소고기라는 것을 알 수 있다. 삼치, 꽁치 등을 튀겨 접시에 담아 나올 때에 그 옆에는 반드시 찐 무도 함께 있는 것을 보았을 것이다. 소화가 잘 안 되는 생선들이기 때문이다. 이렇듯 웬만한 음식은 무가 소화를 잘 시키지만 각각의 음식마다 특별한 소화제가 따로 있는 경우도 많다. 돼지고기는 새우젓이 소화제이다. 그래서 돼지 족발을 시키면 새우젓이 같이 나온다. 소고기는 배가 소화제이다. 소고기 육회는 배와 함께 버무려서 먹는다. 소고기를 구워 먹고 나면 배가 디저트로 나온다. 개고기는 살구가 소화제이다. 생선회는 귤이 소화제이다. 회를 먹고 나면 귤이 디저트로 나온다. 가래떡은 체하기 쉬우므로 손님 대접을 할 때 반드시 조청과 함께 가지고 나온다. 고구마는 체하기 쉬우므로 소화제인 동치미국과 함께 대접한다. 삶은 달걀은 소화가 잘 안 되는 음식이므로 파는 사람들이 처음부터 소화제인 소금과 함께 준다.

음식을 먹고 체하면 즉사(卽死)할 수도 있다는 사실을 잘 알고 있었던 지혜로운 옛사람들은 어떤 음식을 만들 때, 그 요리에 들어가는 주된 재료를 잘 소화시키는 작용이 있는 또 다른 재료도 함께 넣어서 소위 음식의 궁합을 맞추어서 요리를 완성시키고 있었다. 따라서 너무나 감사하게도 옛사람들의 방식대로 조리된 음식을 먹으면 절대로 체할 염려가 없다는 것이다. 아침에 먹으면 금(金) 사과, 점심때 먹으면 은(銀) 사과, 자기 전에 먹으면 동(銅) 사과라는 말이 있다. 사과는 건강에 매우 좋은 과일이지만 소화가 잘 되지 않는, 소화시키는 데 걸리는 시간이 긴 과일이다. 따라서 아침에 먹고 활동을 하면 소화가 잘 되어 몸에 유익하지만 저녁때나 자기 전에 먹으면 체하기 쉬우므로 금 은 동 사과 이야기가 만들어진 것이다.

아무리 옛사람들의 방식대로 소화제와 궁합을 맞추어 요리된 음식이라고 하더라도 누워서 먹거나, 급하게 먹거나, 지나치게 많이 먹거나, 먹고 금방 자리에 누워 자거나 하면 역시 급체(急

滯)하기 쉽다. 특히 과식하거나 소화가 잘 안 되는 음식을 먹고 잠이 들게 되면 수면(睡眠) 중에 사망할 확률이 아주 높아진다. 급하게 먹거나, 과식하였다거나 소화가 안 되는 음식을 먹었다고 해도 낮에는 활동을 하게 되므로 자연스럽게 체기(滯氣)가 풀리기 쉽다.

　모든 제사(祭祀)는 밤 12시가 지나서 지내게 된다. 궁핍하였던 옛날에는 제삿날 저녁은 굶고 밤 12시를 지나 제사가 끝나면 그 제사 음식을 식구들이 그 전날 저녁으로 함께 먹었다. 식사 후에 어른들은 음식 설거지 또는 제사상(祭祀床), 제사에 사용했던 제기(祭器) 등을 치우는 여러 가지 일을 하고 늦게 잠자리에 들지만 어린아이들은 그 전날 저녁을 굶어 배가 매우 고픈 상태이므로 새벽에 제사 음식을 과식하고 금방 잠자리에 늘게 된다. 그리하여 밤사이에 아이들이 급체하여 사망하는 사고가 자주 일어나게 되었다. 이런 사고를 경험한 옛사람들은 본래 각 가정의 사정이 허락하는 대로 나름 귀한 음식만 올려놓는 제사상에는 잘 어울리지 않는 무국을 반드시 함께 올리게 되었다.

　막 태어난 아이에게 삼겹살이나 밥을 주지 않는 것은 아직 위

(胃)가 미성숙(未成熟)한 상태이므로 당연히 그런 음식을 소화시키지 못하기 때문이다. 엄마가 열 살 정도의 아이를 데리고 와서 이 아이는 요즘 자기 아버지보다 고기를 더 많이 먹는다고 말한다면 그 열 살 아이는 위(胃)가 완전히 성숙이 되었다고 판단할 수 있다.

따라서 영유아들은 소화가 용이한 엄마의 젖이나 우유 또는 이유식을 먹으면서 자라게 된다. 위가 미성숙한 어린아이가 젖이나 우유를 조금 많이 먹게 되면 쉽게 체하게 된다. 아이는 소화시키지 못한 젖이나 우유를 구토(嘔吐)를 하여 밖으로 내보내려 한다. 소화시키지 못한 많은 양의 젖이나 우유는 또한 설사(泄瀉)를 시켜 밖으로 내보내려 한다. 젖이나 우유를 매우 많이 먹고 체한 아이는 구토와 설사를 동시에 하여 과도하게 섭취한 젖이나 우유를 몸 밖으로 내보내려고 한다.

앞에서 예로 들었던 빨리 먹기 대회에 나갔다가 사망한 사람은 구토나 설사 혹은 토사(吐瀉)로 급하게 많이 먹고 체한 소시지나 햄버거를 몸 밖으로 내보내지 못하였기 때문이다. 따라서 영유아가 젖이나 우유를 먹고 구토나 설사 혹은 구토와 설사를 동시에 한다면 식체를 자구적으로 이겨내는 매우 좋은 증상으로 이해하여야 한다. 급체로 사망에 이를 수도 있었는데 구토, 설사, 토사(吐瀉)로 인하여 급체가 풀려서 다행하게도 아이를 잃지는 않겠구나라고 안심할 수 있는 것이다. 그러므로 아이가 구토, 설사 또는 토사를 할 때에 함부로 진토제(鎭吐劑)나 지사제(止瀉劑)를 복용시키면 다시 급체 상태로 되돌아가는 수도 있다. 아이가 매우 위험해지므로 절대로 사용해서는 안 된다.

과도하게 먹은 젖이나 우유가 구토, 설사, 토사를 통하여 모두 몸 밖으로 나가버리면 아무런 조치를 취하지 않아도 구토, 설사, 토사가 스스로 멎게 된다. 영유아들은 대체로 낮에도 누워서 놀거나 자고 밤에는 물론 누워서 잔다. 만약 성인들이 가만히 누워서 생수 한 병을 먹고 계속 그대로 누워있다거나 서서 생수 한 병을 먹었다고 해도 마시자마자 누워 잔다거나 한다면 당연히 성숙한 위를 갖고 있는 성인이라고 하더라도 물을 먹고 급체하게 될 것이다. 하물며 연약한 미성숙한 위를 가지고 있는 영유아를 눕혀 놓고 우유나 젖을 먹인다든지 아이를 껴안거나 세운 채로 우유나 젖을 먹인다고 해도 곧바로 누인다든지 하면 틀림없이 급체하기 쉬운 것이다.

영유아들이 우유나 젖을 먹고 체하는 것은 물을 먹고 체하는 것과 똑같다. 앞에서 물을 먹고 체하면 다른 음식을 먹고 체한 것보다 더욱 무섭다는 옛사람들의 말을 소개한 적이 있다. 따라서 영유아의 돌연사는 우유나 젖을 먹고 발생한 것이라는 것을 알아야 한다.

옛사람들은 물을 마실 때에는 씹어서 천천히 마시라는 말을 하곤 했다. 길 가는 선비가 우물가에서 아낙네에게 물을 좀 달라고 하자 아낙네가 물을 떠 주면서 사발에 꽃잎을 한 잎 띄워 주었고, 선비가 그 이유를 묻자 갈증이 심할 때 급히 물을 마시면 체하기 쉬우므로 천천히 마시게 하기 위해서라고 대답하였다는 일화를 들어본 독자도 있을 것이다. 옛사람들은 물을 제외한 음식들은 그 음식을 소화시키는 또 다른 음식과 함께 요리를 만들어 무서운 식체(食滯)를 예방하였고 물은 사람들로 하여금 천천히 마시게 함으로써 그 무서운 식체를 예방하고 있었다.

따라서 아이에게 우유나 젖을 먹일 때 아주 천천히 먹여야 한다. 또한 아이를 누인 채로 젖과 우유를 먹이거나 젖과 우유를 먹이고 곧바로 아이를 누이거나 재우면 아이를 잃을 수도 있다. 아이를 껴안고 세워서 젖이나 우유를 먹이고 등을 두드려 반드시 트림을 시키고 아이를 누이거나 재우는 옛사람들의 행동은 매우 하찮은 의학적 근거가 없는 쓸데없는 짓으로 보일 수도 있지만 사실은 영유아의 돌연사를 예방하기 위한 매우 간단하지만 아주 훌륭한 육아법이라고 할 수 있다. 트림이야말로 아이가 먹은 젖이나 우유가 식도(食道)를 거쳐 위(胃)로 잘 내려가고 있다는 정확한 증거이다.

돼지는 생후 한 달 안으로 어미의 초유(初乳)를 먹지 못하면 사망하게 된다. 초유에 아직 규명되지 않은 갓 태어난 새끼 돼지들에게 꼭 필요한 탁월한 면역성분이나 영양소 등이 들어 있을 것이라고 예측하고 있다. 신생아는 돼지와 달리 엄마의 초유를 먹지 않아도 돼지처럼 사망하지 않는다. 돼지의 젖과 사람의 젖은 이렇듯 큰 차이가 있는 것이다. 그러나 과학자들은 인간의 초유에도 마찬가지로 신생아에게 꼭 필요한 훌륭한 면역성분과 영양소들이 들어 있을 것이라고 생각하고 인간의 초유에 대한 연구가 진행 중이며 관련된 제품도 이미 시판되고 있는 실정이다.

인간의 젖과 돼지의 젖이 기본적으로 면역성분과 영양소 등에서도 절대적인 차이가 있듯이 당연히 소의 젖과 인간의 젖도 여러 가지 면에서 현저한 차이가 있을 것이다. 우유와 인간의 젖에 들어있는 단백질, 지방, 탄수화물 등이 각각 얼마나 또한 어떤 비율로 들어 있는가를 영양학적으로 분석하더라도 큰 차이를 보일 것이다. 또한 다양한 면역성분을 의학적으로 분석하여도 그 종류와 함량에 있어서 우유와 젖은 서로 큰 차이를 나타낼 것이다. 이러한 과학적인 분석으로 알 수 있는 각각에 들어있는 성분과 함량의 기본적인 차이 이외에 우유와 젖이 서로 가장 근본적으로 다른 점은 우유는 미성숙하지만 그래도 위(胃)를 네 개나 가지고 있는 송아지가 먹는 젖이며 모유는 위(胃)가 하나뿐인 사람이 먹는 젖이라는 것이다.

모유(母乳)는 위(胃)가 하나뿐인 인간이 먹어도 체하지 않게 하는 작용을 하는 아직 과학적으로는 규명되지 않은 어떤 훌륭한 성분을 이미 함유하고 있다고 볼 수 있다. 당연히 위가 하나뿐인 인간이 위를 네 개나 가지고 있는 송아지가 먹는 우유를 먹으면 소화시키기 어렵다는 것이다. 체하기 쉽다는 말이다. 따라서 젖이나 우유를 아이를 눕힌 채로 먹였다든지, 먹이고 트림을 시키지 않았다든지, 먹이자마자 아이를 재웠다든지, 과도하게 많은 양을 먹였다면 젖을 먹은 아이보다 우유를 먹은 아이가 급체하여 구토, 설사, 토사(吐瀉)의 증상을 보일 확률이 매우 높다. 당연히 구토, 설사 혹은 토사로 소화시키지 못한 우유를 몸 밖으로 배출시키지 못한 아이는 돌연사하게 될 확률이 높아진다.

영유아가 우유나 젖을 먹고 체하면 소화시키지 못한 과도한 젖이나 우유를 몸 밖으로 배출하려는 몸부림이라고 할 수 있는 구토, 설사를 동시에 하게 된다. 서양의학은 영유아의 이러한 자구적인 노력으로 발생하는 구토, 설사를 가성(假性) 콜레라라는 질병으로 인식하고, 구토와 설사를 병(病)으로 취급하면서 영유아에게 어떤 약을 써서 급히 구토, 설사를 하지 못하게 하려고 한다. 앞에서도 설명하였지만 빨리 먹기 대회에서 지나치게 많이 먹어서 급체하였지만 먹은 소시지나 햄버거가 구토를 통하여 혹은 설사를 통하여 몸 밖으로 모두 나와 버렸다면 그 사람은 사망하지 않았을 것이다. 바로 구토와 설사는 빨리 더 이상 하지 못하게 할 질병(疾病)이 아니라 인체 스스로 급체라는 심각한 병(病)을 신속하게 치료하려는 인체의 자구적인 노력이라는 것을 알아야 한다. 소위 가성 콜레라는 우유를 먹는 아이에게 잘 나타나고 젖을 먹는 아이에게는 잘 발생하지 않는다.

아들 부부가 다섯 살짜리 손자를 시댁에 잠시 맡겨 놓았는데 할머니가 손자에게 떡을 먹이고 손자를 재웠다고 한다. 아이는 사망하였고 아들 부부는 그날 이후 시댁에 발을 완전히 끊었다고 한다. 할머니는 두 가지 사실을 몰랐다는 생각이 든다. 첫째는 소화가 잘 안 되는 떡을 먹일 때 조청과 함께 먹여야 한다는 것. 둘째는 어떤 음식을 먹였든지 즉 소화가 잘 되는 음식을 먹였든지 소화가 잘 안되는 음식을 먹였든지 바로 잠을 재워서는 안 된다는 것이다. 아이가 떡을 먹고 급체하였다 해도 잠을 재우지 않았다면 구토나 설사를 하여 급체가 풀렸을 확률이 매우 높다. 사람이 잘 때에는 위(胃)가 거의 움직이지 않으므로 구토와 설사로 급체를 이겨내지 못 할 확률 또한 매우 높아져서 이렇게 돌연사하게 된 것이다.

위(胃)가 아직 성숙되지 않은 영유아 또는 어린아이들에게 매우 조심스럽게 먹여야 할 소화가 잘 되지 않는 음식은 다음과 같다. 우유, 떡, 빵, 감, 곶감, 고구마, 삶은 달걀 등이다. 영유아나 어린아이들의 돌연사는 거의 급체 때문이다. 고열(高熱) 때문이 아니다.

신문인용

|모유 수유율 10%의 미개함|

우리나라의 모유 수유율이 10.2%로 세계 최저라는 통계는 충격적이다. 유럽 80%, 미국 등 대부분의 국가가 50% 이상을 유지하고 있는데 비한다면 가히 분유 천국이라 할 만하다.

여성들의 사회진출이 일찍 진행된 서구에서도 한때 분유가 인기를 끌었다. 그러나 모유 수유가 신생아와 여성의 건강에 필수적인 것으로 판명되면서 분유를 먹이는 것이 미개 또는 가난의 상징이 되었고 교육받은 여성들 사이에선 모유 수유가 당연시되었다. 직장과 대학 등에서 여성의 모유 시간을 보장해 주는 등 배려도 뒷받침되었다. 서구의 분유회사들은 1960년대 이후 영양상태가 불충분한 아시아와 아프리카 여성들을 상대로 모유보다 분유가 영양가가 많고 문명적이라는 식의 판촉에 나섰다. 우리나라가 그러한 전략에서 최고로 성공한 나라가 된 것은 여성들의 교육 정도, 건강 상태, 사회적 발전과 비교해 볼 때 이해되지 않는 일이라 할 수 있다.

 그 원인은 분유회사의 잘못된 광고와 판촉, 병원의 빗나간 상혼 때문이다. 현재 분유 광고는 법적으로 못하게 되어 있다. 주로 병원을 통해 판촉 공세를 벌인다. 병원 출산이 대부분이기 때문에 출산 뒤 신생아실에서 분유와 고무젖꼭지에 익숙해지게 하면 그 뒤 모유 수유는 어려워진다. 퇴원하는 산모들에게 병원이 분유 선물이나 판촉물을 주는 것은 병원이 분유 판촉을 하는 것과 다름이 없다. 또한 이유식은 선전할 수 있기 때문에 이유식 선전을 통해 교묘하게 모유만으로는 무언가 부족하다는 인상을 심어주는 분유 광고를 한다. 예를 들어 미모의 탤런트를 내세워 아빠 닮아 똑똑하게 키운다고 선전해 분유 속에 머리가 똑똑해지는 각종 영양제가 들어 있을지도 모른다는 착각에 빠지게 만드는 것이다.

 1일부터 세계 모유 먹이기 주간이다. 병원과 분유업체의 판촉과 광고에 맞서 신생아와 여성의 건강을 지키기 위해 모유 먹이기 소비자 운동이 필요한 때다.

5

감기에 걸리면 왜 헛소리를 하게 되며
또는 의식을 잃거나
소위 열성경련을 하는가?

중고등학교 재학 시절 자신이 특별히 좋아하던 선생님들에 관한 추억을 가지고 있는 여성들이 적지 않을 것이다. 그 선생님의 수업시간은 하나도 지루하지 않고 가르치는 과목은 전혀 난해하지 않고 오히려 쉽고 재미있어서 다른 과목에 비하여 암기(暗記)와 이해(理解)도 잘 되고 시험도 잘 치러서 성적(成績)도 좋게 나왔던 기억들을 가지고 있을 것이다. 그렇다면 선생님을 좋아하는 마음이 이해와 암기를 잘 할 수 있도록 만들었다고 볼 수 있다. 반대로 싫어하는 선생님이 가르치는 과목은 이해나 암기가 도저히 되지 않아서 성적이 좋지 않게 나왔던 기억도 있을 것이다. 바로 싫어하는 마음이 이해와 암기를 어렵게 만든 것이라고 볼 수 있다.

이러한 사례는 공부는 마음으로 하는 것이지 머리 즉 두뇌(頭腦)로 하는 것이 아니라는 사실을 분명하게 보여 준다. 마음을 써서, 용심(用心)을 하여 이해와 암기를 하는 것이지 머리를 써서 용뇌(用腦)를 하여 이해와 암기를 하는 것이 아니다. 잘 알다시피 심장의 심(心)자(字)는 바로 마음 심(心)자(字)이다. 마음으로 공부하였다는 것은 바로 심장으로 공부를 하였다는 뜻이다.

평소에 기억력이 매우 훌륭한 사람이라고 하더라도 좋아하는 마음이 전혀 없는 여자의 핸드폰 번호는 절대로 외울 수 없다. 그러나 평소에도 기억력이 그리 좋지 않고 약간의 건망증(健忘症)까지 있는 사람이라고 하더라도 자신의 마음에 드는 여자의 핸드폰 번호는 절대로 잊지 않는다. 따라서 마음이 곧 지능지수 아이큐(IQ)라고 말할 수 있다. 공부를 썩 잘하지 못하는 학생은 머리가 나쁜 학생이 아니다. 바로 공부할 마음이 없는 학생이다. 마음이 뇌를 지배한다는 즉 심장이 뇌를 지배한다는 사실을 잘 알고 있었던 지혜로웠던 옛사람들은 심장(心臟)과 뇌를 동일시(同一視)하고 있었다.

서양의학은 인간의 모든 정신사유활동이 오직 뇌에서만 이루어진다고 믿고 있으나 동양의학에서는 그 모든 정신활동이 마음 곧 심장에서 이루어진다고 주장한다.

심장을 이식 받은 사람이 특별한 제목의 노래에 자신도 모르게 심취하게 되었는데 바로 그 음악은 심장 공여자가 평소에 좋아하였던 노래였다. 범죄자에게 목이 졸려 죽은 사람의 심장을 이식 받은 사람이 밤마다 누군가 자신을 목 졸라 살해하려고 하는 악몽(惡夢)을 꾼다. 그런데 범죄자의 인상착의가 너무나도 뚜렷하게 꿈에 보이므로 경찰에 신고하였고 심장을 공여한 사람을 목 졸라 죽인 검거되지 않았던 범인이 마침내 검거되었다. 서양에서도 심장이식(心臟移植)을 받은 사람들의 이와 비슷한 다양한 경험들이 알려지면서 동양의학이 주장하는 것과 똑같이 심장을 소뇌(小腦)라고 인식하는 과학자들이 생겨나기 시작하였다.

추위에 떨게 되면 사람 몸속의 오장육부의 열기가 피부를 통하여 밖으로 나가지 못하므로 오장육부가 스스로 뜨거워진다. 이렇게 뜨거워진 오장육부의 열기는 각각 연결된 외부의 피부나 조직으로 나가게 된다.

몇 개의 장부만 예를 들어 보면 간(肝)의 열기는 겨드랑이와 허벅지, 생식기(生殖器), 귀로, 심장(心臟)의 열기는 이마와 혀, 팔뚝과 손으로, 신장(腎臟)의 열기는 발과 발바닥으로 나가게 된다. 만약 감기에 걸려서 온몸이 불덩이처럼 뜨거워진 아이가 있다면 그래서 아이 몸의 어떤 부위에서 체온을 측정하든지 고열을 보인다면 오장육부의 열기가 동시에 각각 연결된 인체 외부 모든 곳으로 잘 나오고 있다는 증거이며 또한 매우 좋은 현상이라고 할 수 있다.

그런데 추위로 인하여 나가지 못한 신장의 열기(熱氣) 중 일부는 발과 발바닥으로 나가 발과 발바닥을 뜨겁게 하겠지만 미처 발쪽으로 다 나가지 못한 열기는 마땅히 위로 올라가게 되므로 인체의 상부에 위치하고 있는 폐와 심장을 뜨겁게 한다. 마찬가지로 간의 열기도 일부는 허벅지나 생식기로 나가 그 곳을 뜨겁게 만들지만 연결된 곳으로 다 나가지 못한 간의 열기는 상행(上行)하여 폐와 심장을 뜨겁게 만든다.

따라서 감기에 걸렸을 때 인체의 상부에 위치한 폐나 심장이 다른 장기에 비하여 더욱 뜨거워지는 이유는 분명하다. 추위 때문에 심장의 열기가 이마나 팔뚝, 손으로 나가지 못하므로 심장 스스로 뜨거워진데다가 아래쪽에 위치한 장기들의 열기가 모두 하행하여 몸 밖으로 나가지 못하고 일부는 위로 올라와 심장을 더욱 뜨겁게 하기 때문이다. 폐 역시 마찬가지이다. 추위 때문에 등과 가슴, 목으로 나가지 못하여 폐가 스스로 뜨거워진데다가 아래쪽에 위치한 장부들의 열기가 모두 하행하여 밖으로 나가지 못하고 위로 올라가 폐를 뜨겁게 하기 때문이다.

앞에서 설명한 대로 염증(炎症)이란 어떤 이유로 인체의 장기나 조직이 뜨거워진 자체를 부르는 말이다. 폐가 뜨거워졌다는 것은 폐렴(肺炎), 기관지염(氣管支炎)에 걸렸다는 뜻이다. 심장이 뜨거워졌다라고 하는 것은 심낭염(心囊炎), 심근염(心筋炎) 등 심장에 다양한 염증이 발생하였다는 말과 똑같다. 따라서 사람들이 감기에 걸리면 주로 폐렴, 기관지염, 심장염을 앓게 된다. 이 대목에서 독자들은 크게 의아한 생각이 들 것이다. 감기로 주로 폐렴, 기관지염을 앓게 되는 것은 이해할 수 있으나 아마 감기로 심장염을 앓게 된다는 주장은 도저히 납득할 수 없을 수도 있다.

심장이 어떤 이유로 뜨거워지면 주변의 작은 소리에도 크게 놀라게 된다. 감기에 걸린 아이가 평소와 달리 전화벨 소리, 문 닫는 소리에 지나치게 깜짝깜짝 잘 놀란다면 바로 심장이 뜨거워져서 그런 증상이 나타나므로 동양의학적으로는 심장의 열이라고 진단하고, 서양의학적으로는 심장염이라고 진단할 수 있는 것이다.

또한 심장이 어떤 이유로 뜨거워지면 당연히 심장의 박동이 빨라진다. 감기에 걸린 아이의 맥박이 평소보다 빨리 뛴다든지 아이의 심장박동을 육안으로 볼 수 있을 정도로 입고 있는 옷의 심장 부위가 펄럭인다면 심장이 뜨거워진 것이며 또한 심장에 염증이 발생한 것이다.

앞에서 설명하였듯이 심장은 사람의 정신사유(思惟)활동을 모두 주관하는 장기이다. 심장이 뜨거워지면 정신적인 이상이 초래되어 헛소리를 하거나 심하면 의식(意識)이 혼미해지다가 정신을 잃고 만다. 기절상태가 초래되며 경련을 하게 된다. 소위 열성(熱性)경련(痙攣)을 하게 된다. 서양의학은 열성경련을 어린아이가 열이 있을 때 뇌도 함께 뜨거워지고 그리하여 뇌가 전기적으로 쉽게 흥분하여 나타나는 증상이라고 진단하고 당연히 뇌에서만 그 원인을 찾으려고 한다.

그러나 앞에서 설명한 대로 동양의학은 심장과 뇌를 동일시하고 있었다. 따라서 심장이 뜨거워지면 뇌도 함께 뜨거워진다는 것을 잘 알고 있었다. 심장이 뜨거워진 자체가 심장염인 것처럼 뇌가 뜨거워진 자체 역시 곧 뇌염(腦炎)이라고 할 수 있으므로 심장염으로 인한 증상과 뇌염으로 인한 증상은 대부분 일치한다. 심장이 조금 뜨거워지면 심장에 가벼운 이상이 초래되므로 헛소리를 하거나 헛것을 본다. 그런데 더욱 심장이 뜨거워지면 실신(失神)하여 의식불명(意識不明)의 상태가 초래된다.

따라서 어린아이가 고열을 보이면서 헛소리를 하거나 헛것을 보는 것은 의식불명 상태가 오기 전에 나타나는 전구증상이라고 볼 수도 있다. 또한 아이가 고열을 보이면서 전화벨 소리나 문 닫는 소리에 깜짝깜짝 놀라면서 가벼운 경련을 하는 것은 더욱 심각한 전신적인 경련이 오기 전에 나타나는 전구증상이라고 볼 수 있다.

앞에서 여러 차례 설명하였지만 발열(發熱)이라는 것 즉 열이 나오는 것은 오장육부의 열기가 피부나 외부 조직을 통해서 밖으로 나가버리는 과정에서 나타나는 자연스러운 현상이다. 그리고 오장육부의 열기가 밖으로 나올 때 주로 위쪽으로 올라가서 밖으로 나가게 되므로 상부(上部)에 위치한 심장이 가장 뜨거워지기 때문에 열성경련이 발생한 것이다.

그런데 열성경련을 하더라도 아이가 전신(全身)에 고열(高熱)을 보인다는 것은 오장육부의 열기가 각각 연결된 외부통로를 통하여 밖으로 잘 나가고 있다는 증거이다. 심장을 제외한 심장을 뜨겁게 하였던 다른 장부의 열기가 각자 연결된 곳으로 잘 나가고 있을 뿐만 아니라 다른 장부보다 몹시 뜨거워진 심장의 열기 역시 연결된 이마와 혀, 팔과 손, 가슴으로 잘 나가고 있다는 증거이다. 따라서 어떠한 특별한 조치를 취하지 않아도 조금만 기다리면 심장의 열이 식으면서 아이의 의식도 회복되고 경련도 멎게 되는 것이다. 그러므로 바로 발열을 통하여 아이의 열성경련이 치유되고 있다고 볼 수 있다.

주로 대여섯 살 이하의 아이에게서 발생하는 열성경련의 대부분은 특별한 처치를 하지 않아도 5분 이내에 깨어나고 경련도 그치고 어떠한 심각한 후유증도 남기지 않는 이유는 발열로 인하여 심장의 열이 식어버렸기 때문이다. 감기에 걸렸을 때 모든 어린아이가 열성경련을 하는 것은 아니다. 서양의학은 대여섯 살 아이의 약 5~8퍼센트가 열성경련을 한다는 통계를 가지고 있는 것 같다. 추위로 인하여 심장은 뜨거워지며 신상이 빨디 뛰는 정노 그래서 맥이 빨리 뛰는 정도, 전화벨 소리나 문 닫는 소리에 크게 놀라는 정도의 증상만 보이고 열성경련을 하지 않는 어린아이도 많다. 그렇다면 열성경련을 하는 어린아이는 감기에 걸렸을 때 다른 아이에 비하여 심장이 특별히 더욱 많이 뜨거워지기 때문이라고 볼 수 있다.

감기에 걸렸을 때 오장육부가 뜨거워지는 정도와 그 결과 발생하게 되는 발열의 정도는 아래와 같은 요소가 결정한다.

얼마 동안이나 추위에 떨고 있었나?

한겨울에 옷을 가볍게 입고 나갔다고 하더라도 5~10분 정도 짧은 시간 동안만 추위에 떨었다면 당연히 피부를 통하여 발산되지 못한 인체 내부의 열기 즉 오장육부의 열기가 매우 미미할 것이다. 그런데 몇 시간 동안을 추위에 떨었다면 밖으로 나가지 못한 인체 내부의 열기가 몸속에 대단히 많이 쌓이게 될 것이다. 발산되지 못한 오장육부의 열기 때문에 오장육부는 스스로 크게 뜨거워져서 따뜻한 곳으로 들어왔을 때 매우 심각한 발열상태를 보이게 된다.

따라서 추위에 떨고 있었던 시간이 길면 길수록 오장육부는 더욱 뜨거워지고 그로 인한 발열 역시 심각해진다. 물론 너무 오랜 시간 동안 추위에 떨면서 따뜻한 곳으로 찾아가지 못한다면 동사(凍死)하게 될 것이다.

평소 인삼, 홍삼, 산삼, 녹용, 꿀 등을 복용하였나?

인삼, 홍삼, 산삼, 녹용, 꿀 등은 사람의 몸을, 오장육부를 뜨겁게 하는 작용을 가지고 있는 한약재이다. 그렇지 않아도 열이 많은, 오장육부가 뜨거운 아이에게 이런 약재를 복용시키면 다른 아이에 비하여 오장육부가 더욱 뜨거워진다. 이렇게 뜨거워진 아이가 추위에 떨게 되면 다른 아이보다 몸 안에 쌓이는 열이 더욱 많아진다. 오장육부가 매우 뜨거워진다.

똑같은 시간 동안 추위에 떨었다고 하더라도 다른 아이보다 훨씬 많은 내열(內熱)이 몸속에 쌓이게 된다. 홍삼 등을 복용하지 않은 다른 아이는 감기에 걸렸을 때 심장이 빨리 뛰거나 전화벨 소리나 문 닫는 소리에 놀라는 정도의 증상만을 보이겠지만 홍삼 등을 복용한 어린아이는 열성경련을 하는 지경에까지 이르게 된다.

어떤 체질의 부모로부터 태어났나?

소위 '열이 많은 체질이다', '냉한 체질이다' 이러한 이야기를 많이 들어보았을 것이다. 열이 많은 체질이라는 말은 오장육부가 비교적 뜨거운 체질이라는 말과 같다. 또한 냉한 체질이라는 말은 오장육부가 비교적 차가운 체질이라고 하는 말과 똑같다. 부부 중에 한 사람이라도 열이 많은 체질이라면 다른 아이에 비하여 오장육부가 뜨거운 아이가 태어날 확률이 높다.

 따라서 감기에 걸려서 열성경련을 하는 아이는 역시 어린 시절에 감기에 걸려 열성경련을 했던 부모와의 사이에서 태어날 확률이 높다고 볼 수 있다.

임신 중에 혹은 출산 후에 인삼, 홍삼, 산삼, 녹용, 꿀 등을 복용하였나?

 임신 중에 인삼 등의 한약재를 복용하여도 자궁이 뜨거워지고 태아도 뜨거워지므로 오장육부가 뜨거운 열이 많은 아이를 출산하게 될 확률이 높아진다.

 앞에서 설명한 대로 인삼, 녹용 등 사람의 오장육부를 매우 뜨겁게 하는 한약을 아이가 직접 복용하여도 아이의 오장육부가 크게 뜨거워지지만 여자가 임신 중에 복용하여도 열이 많은 아이를 출산하게 된다. 또한 출산 후에 인삼 등이 들어있는 산후 보약을 복용하고, 아이에게 젖을 주어도 아이의 오장육부는 몹시 뜨거워지게 된다. 당연히 감기에 걸리면 오장육부가 더욱 뜨거워져 심각한 발열이 수반되면서 열성경련의 증상이 나타날 수도 있다. 임신 중에 또는 출산 후에 한약의 복용은 매우 신중하여야 한다.

스트레스를 얼마나 받았나?

 영유아들은 취미생활이라는 것도 없고, 고민을 공유할 친구도 없고, 조리 있게 자신의 상황을 표현할 수 있는 언어능력도 없으므로 더욱 스트레스를 많이 받게 된다. 그 결과 오장육부가 대단히 뜨거워진다.

 만약 동생을 보고 큰 스트레스를 받은 아이가 감기에 걸린다면 당연히 심각한 발열과 함께 열성경련의 증상을 보일 확률이 높아진다고 할 수 있다.

감기에 걸렸을 때 오장육부가 뜨거워지는 정도와 그 결과 발생하게 되는 발열의 정도는 아래와 같은 요소가 결정한다.

        v 얼마 동안이나 추위에 떨고 있었나?
      v 평소 인삼, 녹용, 홍삼, 꿀, 산삼 등을 복용하였나?
          v 어떤 체질의 부모로부터 태어났나?
v 임신 중에 혹은 출산 후에 인삼, 홍삼, 산삼, 녹용, 꿀 등을 복용하였나?
           v 스트레스를 얼마나 받았나?

6

열이 나는 것은 매우 좋은 증상이다.
따라서 어린아이에게
심각한 고열이 있다고 해도
절대로 사망에 이르지 않는다.
잘못된 서양의학적 처치와
복용한 양약의 부작용이야말로
어린아이의 생명을 위협하고 있다.

앞에서 어린아이가 어떤 이유로 열이 나는가에 관하여 자세하게 알아보았다. 또한 열이 난다는 것, 열이 나온다는 것은 즉 발열(發熱)이라는 증상은 여러 가지 이유로 몸속에 쌓인 열기가 몸 밖으로 잘 빠져나가고 있다는 좋은 현상이라고도 설명한 바가 있다. 따라서 아무런 조치를 취하지 않더라도 조금만 기다리면 평소보다 뜨거운, 비정상적인 몸속의 열기가 발열의 형태로 몸 밖으로 모두 나와 버리면서 자연스럽게 정상적인 체온으로 회복이 된다.

발열이라는 현상은 체온이 정상으로 회복되는 과정에서 나타나는 마땅히 누구나 겪어내야 할 불가피한 증상으로 매우 바람직한 증상이다. 그런데 여러 가지 이유로 몸속이 뜨거워졌다는 것은 오장육부가 뜨거워졌다는 뜻이고, 오장육부가 뜨거워졌다는 것은 바로 오장육부에 염증(炎症)이 생긴 것이라고 말한 바가 있다. 따라서 발열이 있다는 것은 오장육부의 열기가 밖으로 잘 나가고 있는 현상이므로 점점 오장육부는 당연히 차가워질 것이다.

오장육부가 이렇게 차가워진다는 것은 바꾸어 말하면 오장육부의 염증이 없어지고 있다는 의미이다. 따라서 열이 난다는 것은 여러 가지 이유로 발생한 오장육부의 염증이 경감(輕減)되는 과정에서 나타나는 자연스러운 증상이라고도 볼 수 있다.

결론을 말하자면 발열이라는 현상이야말로 오장육부의 염증을 경감시키고, 체온을 정상으로 회복시키는 두 가지 역할을 동시에 수행하고 있는 증상이다.

서양의학이 만들어 낸 항생제와 해열진통제는 효과도 없으면서 심각한 부작용만 가지고 있다. 바로 발열 그 자체가 부작용이 전혀 없는 가장 안전하고 이상적인 항생제와 해열진통제의 역할을 동시에 훌륭하게 수행하고 있다는 뜻이다. 따라서 발열로 이미 염증이 경감되기 시작하고 체온도 점점 내려갈 수 있는 상황이 되었는데도 불구하고 부작용이 많은 항생제와 해열진통제를 복용하는 것은 대단히 우매한 일이다.

먼저 어린아이들이 열이 날 때 조금만 기다리면 그리하여 평소보다 많이 나오던 몸속의 열이 몸 밖으로 다 나와 버리면 곧 정상체온으로 회복되는데도 불구하고 성급하게 그 열을 내리기 위해서 무작정 복용시키는 해열진통제의 부작용에 대해서 알아보자.

대부분의 의약품 사용설명서에는 고작 몇 줄에 불과한 효능,

효과에 대한 설명이 쓰여 있고 이어서 깨알 같은 크기의 글씨로 앞뒤 면으로 가득하게 셀 수도 없이 많은 부작용들이 쓰여 있다. 모든 서양의학적 약물들은 복용하여서 얻게 되는 효과보다 복용하였을 때 발생하는 부작용이 더욱 치명적이라는 사실을 사용설명서가 정확하게 증명하고 있다.

셀 수도 없이 많은 부작용 중에 극히 일부분만 나열해 본다.

해열진통제(아세트아미노펜) 부작용

호흡곤란, 혈소판감소, 용혈성빈혈, 혈소판기능저하(출혈시간연장), 저혈압, 쇼크, 위출혈, 위천공, 중독성표피(피부)괴사증, 만성간괴사, 급성췌장염, 만성간염, 신장독성, 간장(肝臟)과 신장(腎臟) 심근(心筋)의 괴사, 구역, 구토, 소화성궤양, 스티븐존슨증후군, 안면부종, 천식.

위에 기술한 부작용 중에 일부 증상은 드물게 혹은 장기 복용시에 나타날 수 있는 부작용이라고 설명하고 있음.

신문인용

어린이 독감환자에 일부 해열제 사용에 따른 뇌증(腦症, 뇌염(腦炎)을 비롯한 뇌에 발생하는 여러 가지 질환) 발생으로 사망위험이 높아진다는 보고가 나온 후 독감환자에게 해열제 사용여부를 놓고 일본 열도가 들썩거리고 있다.

유난히 독감환자가 많은 일본에서 어린이 뇌증이 문제가 된 것은 이미 오래전 일인데 사건의 발단은 최근 일본 후생성이 고열이 계속되는 어린이 독감환자에게 일부 해열진통제를 사용함으로써 사망률이 크게 높아진다는 조사결과를 발표함으로써 일어났다.

해열진통제(NSAIDs)를 빈번하게 사용하고 있는 의료일선의 소요가 그 첫 번째, 일본 소아감염증학회가 해열진통제의 사용을 용인하려는 움직임을 보이자 일선 현장의 의료인들이 사용을 중지해야 마땅하다며 공개 질문장을 제출했다.

독감에 걸릴 경우 의식장애 등이 수반되는 뇌증이 일본에서는 지난 99년 1~3월에만 217명이 발병, 그 중 61명이 사망한 바 있다. 환자의 80%는 5세 이하의 유아로 밝혀졌다. 유난히 일본에서만 독감으로 인한 뇌증이 다발함을 확인한 후생성이 특별연구반을 구성, 조사에 나섰는데 해열제 중에서도 메페나민산(Mefenamicacid 폰탈), 디클로페낙소디움(Diclofenac sodium 볼타렌)을 사용한 환자에서 사망위험도가 각각 4.6배, 3.1배 높았다는 것.

이에 대해 소아감염증학회는 의학전문지 기고를 통해 뇌증과 해열진통제의 관련성에 대한 우려가 커지고 있으나 고열이 지속되는 유아에게는 해열진통제를 투여하는 쪽이 득일 때가 많다고 공식견해를 표명했다. 오사카 적십자병원 소아과의 야마모토 박사 등 14명의 전문의들은 이에 대해 해열진통제와 뇌증의 관련성이 확실하다며 위험성이 의심되는 약은 사용하지 않는 것이 원칙이라는 견해와 함께 더 이상 방치해서는 곤란하지 않느냐는 공개 질문장을 제출했다. 상세한 조사와 동시에 해열진통제를 어린이 해열제로 사용하지 말도록 권고할 것을 촉구한 것.

야마모토 박사는 10일 열렸던 학회에서도 해열진통제의

사용여부에 관한 학회의 공식회신이 없었다며 불만의 목소리를 높였다. "올바른 치료와 약의 정보"지(誌)의 편집장이자 동경 도립병원 부원장인 벳부 박사도 이들 약물을 소아에 널리 사용하는 나라는 일본 밖에 없다며 약해(藥害)를 시사하는 데이터가 나온 이상 학회에서도 정확하게 조사해서 밝힐 의무가 있다고 지적했다.

*NSAIDs (nonsteroidal antiinflammatory drugs)
비스테로이드성 소염 진통제

앞에서 설명한 대로 세균과 바이러스가 오장육부의 염증을 일으킨 것이 아니다. 따라서 염증에 항생제를 복용하여도 전혀 효과가 없다. 더욱이 지금 아이가 열이 난다는 것은 오장육부의 열기가 밖으로 나오는 것이고 그렇다면 열이 나온다는 것은 오장육부의 염증이 경감된다는 확실한 증거인데도 불구하고 성급하게 아이에게 복용시키는 일부 항생제(抗生劑)의 부작용에 대하여 알아보자.

역시 깨알 같은 글씨로 앞 뒤 면 가득히 쓰여 있는 부작용의 극히 일부만 나열한다.

항생제 부작용

부종, 호흡곤란, 감각이상, 실신, 고혈압, 발열, 관절염, 독성표피(피부)괴사용해, 스티븐존슨증후군(독성표피괴사용해의 질환보다 약간 약한 피부점막염증질환), 재생불량성빈혈, 혈소판감소, 용혈성빈혈, 간염, 황달, 급성신부전, 천식, 기관지염, 울혈성심부전, 착란, 환각, 야뇨증, 심계항진.

위에 기술한 부작용 중에 일부 증상은 드물게 혹은 장기 복용 시에 나타날 수 있는 부작용이라고 설명하고 있음.

기침에 관하여

인삼(人蔘)을 먹고 기침을 하는 사람들을 자주 볼 수 있다. 몸을 뜨겁게 하는 인삼이 폐(肺)를 뜨겁게 하였기 때문이다. 감기에 걸려도 당연히 기침을 하게 된다. 대부분 추위에 떠는 동안 피부로 발산되지 못한 몸속의 열기가 자신의 폐를 뜨겁게 하였기 때문이다. 스트레스를 받아도 폐가 뜨거워진다. 이렇게 폐가 뜨거워지는 이유는 매우 다양하지만 아무튼 폐가 뜨거워지면 기침을 하거나 숨이 차거나 하는 증상이 발생한다.

이미 설명한 대로 오장육부가 뜨거워진 자체를 오장육부의 염증라고 부른다. 폐가 뜨거워진 자체가 폐렴(肺炎)이며 기관지염(氣管支炎)이다. 인삼을 먹고 기침을 하는 사람도 겨울에 감기로 기침을 하는 사람도 병원에 가면 폐렴, 기관지염이라는 진단을 받게 된다.

어떤 이유로 폐가 뜨거워지면 뜨거워진 곳에서 잘 번식하는 세균과 바이러스가 자생(自生)하여 폐 속에 번성(繁盛)하게 된다. 날씨가 더워지면 파리, 모기가 기승을 부리는 것과 똑같다. 따라서 세균과 바이러스가 기관지염, 폐렴을 일으킨 것도 아니고, 세균과 바이러스가 폐와 기관지를 뜨겁게 한 것도 아닌데 서양의학은 세균과 바이러스가 폐렴, 기관지염을 일으킨다고 주장하면서 항생제를 환자에게 복용시킨다. 절대로 환자를 낫게 할 수가 없다.

폐와 기관지가 뜨거워지면 즉 폐렴, 기관지염에 걸리면 기침을 하게 된다. 기침이라는 행위는 정상적이고 규칙적인 날숨만으로는 폐의 열기를 밖으로 내보내지 못하므로 격렬한 날숨을 연거푸 함으로써 많은 양의 폐의 열기를 신속하게 밖으로 내보내려는 인체의 자구적인 노력으로 발생하게 된다. 당연히 폐가 뜨거우면 뜨거울수록 즉 폐렴과 기관지염이 심하면 심할수록 기침은 격렬해진다. 구토 혹은 설사 또는 토사(吐瀉)라는 증상은 진토제(鎭吐劑), 지사제(止瀉劑)로 막아야 할 질병(疾病)이 아니라 급체를 이겨내려는 인체 스스로의 자구적인 꼭 필요한 노력인 것처럼 기침 역시 기침을 못하게 하는 약을 투여해야 할 질병(疾病)이 절대로 아니다.

폐렴, 기관지염 환자가 기침을 하면 뜨거워진 폐의 열기가 신속하게 몸 밖으로 나오면서 폐는 당연히 점점 차가워진다. 기침으로 폐가 차가워진다는 것은 폐렴이 기침으로 치료되고 있다는 의미이다. 기침으로 폐렴이 치료되면 기침은 더 이상 하지 않게 된다. 따라서 기침은 오히려 기침을 더 이상 하지 않게 하는 역할을 한다.

급체를 이겨내기 위하여 스스로 구토, 설사, 토사를 하는 환자에게 진토제, 지사제 등을 복용시키면 급체가 더욱 심하여지면서 사망에 이를 수도 있는 것처럼 기관지염, 폐렴을 이미 스스로 낫게 하려는 환자의 자구적인 노력이라고 할 수 있는 기침을 약을 복용시켜 강제로 멎게 하면 치명적인 심각한 부작용이 발생하게 된다.

서양의학은 기침을 질병으로 단정하고 강제로 기침을 하지 못하게 하는 기침 억제제를 환자에게 투여한다. 이 약을 복용하면 기침을 못하게 되면서 그 동안 기침을 하여 밖으로 배출하였던 폐의 열기가 이제는 다시 환자의 폐 속에 그대로 크게 쌓이게 된다. 잠시 기침은 멎었으나 폐가 더욱 뜨거워지면서 즉 폐렴은 더욱 악화되면서 이제는 숨이 차게 된다. 쳔식(喘息)이 발생하고 말을 갑자기 못하게 되는 수도 있고 심하면 호흡곤란까지 초래되어 사망에 이르는 지경에까지 이른다.

병원에서는 폐렴, 기관지염이 악화되어서 천식이 발생하였다고 말한다. 폐렴, 기관지염이 악화된 것은 기침 억제제를 복용시켜 강제로 기침을 못하게 만들었기 때문인데도 불구하고 여전히 기침 억제제를 처방하면서 동시에 천식에 사용하는 다양한 흡입기의 사용을 권한다.

그런데 이 흡입기 속에 들어 있는 성분 역시 심각한 부작용을 가지고 있는 약물이다. 부작용이 많은 두 가지 약물의 투여로 환자는 더욱 사망할 확률이 높아진다. 이런 상황에서 해열진통제까지 사용하면 세 가지 약물의 복합 투여로 매우 위험해질 확률이 높아진다.

신문인용

| 베로텍 흡입제 판매중지요청 |

일본 약해(藥害)옴부즈맨회의 후생노동성에 심폐정지 유발, 돌연사 유발 위험성 높아

일본의 약해옴부즈맨회의는 4일 베링거의 베로텍흡입제(페노페롤)를 조속히 판매중지하는 동시에 제조허가를 취소하라는 내용의 요망서를 사까구찌 후생노동성에 제출했다. 베로텍 흡입제 사용 때문에 심폐정지를 일으킨 것이 확실시되는 사망례가 있을 뿐 아니라 베로텍 흡입제와 천식

환자 돌연사의 인과관계가 과학적으로 입증되었으며 제품 설명서에서도 극히 위험한 사용방법을 권장하고 있다는 것.

일본베링거 측은 약해옴부즈맨회의와 의약품치료연구원 의약비지니스센터 등 3개 단체로부터 베로텍 흡입제(일본 연매출 4억 5000만 엔)의 판매중지 요청서를 받았다고 밝혔다. 베링거 측은 대변인 발표를 통해 기관지천식은 기도의 염증질환으로 천식발작에 의해 급격하게 증상이 악화되어 질식사에 이르기도 한다며 정기적으로 의사의 진찰을 받아야 한다고 강조했다. 기관지 천식 치료약 가이드라인에 따르면 스테로이드흡입제 등을 투여하여 염증을 억제하는 것이 최선의 치료법이지만 발작 시에는 베타효능의 흡입제를 적정량 사용하여 일단 발작을 막은 후 신속하게 검진을 받아야 천식발작에 의한 질식사를 피하는 것이 중요하다고 설명하였다. 베로텍흡입제를 포함한 베타효능약 흡입제는 과학적인 의약학 데이터를 통해 천식 치료상 유익한 약제로 인식되고 있다고 덧붙였다.

> 일본에서는 최근 베로텍흡입제의 사용 중 급사한 환자의 유족이 후생노동성 의약품부작용피해구제 연구진흥조사기구에 피해구제를 신청했는데 심사결과 부작용에 의한 심폐정지로 공식 인정돼 유족연금 등의 지원 결정이 내려진 바 있다.

감기에 걸리면 왜 콧물이 나오나?

 사람이 추위 속에 떨고 있으면 피부로 체온의 발산도 안 되지만 땀도 거의 나오지 않는다. 땀은 핏속에서 나오기 때문에 땀이 일정시간 동안 나오지 않으면 피가 많이 묽어지게 된다. 피가 묽어지면 신장(腎臟)이 땀으로 나가지 못하고 혈액 속에 섞여 있는 땀을 소변의 형태로 밖으로 배출시키려 한다. 그러므로 사람이 추위에 떨고 있을 때 나타나는 현상 중에 하나는 먼저 소변이 자주 마려운 증상이다.
 여름에는 대체로 물을 많이 마시나 소변을 자주 보지 않고 그 양도 적은 편이다. 그러나 겨울에는 대체로 물을 여름보다 훨씬 적게 마시지만 소변을 자주 보며 소변의 양도 많다. 이런 사례를 보면 인체는 몸속의 수분(水分)을 땀과 소변의 형태로 몸 밖으로 내보내고 있는데 땀의 형태로 빠져나가는 수분의 양도 매우 많다는 것을 알 수 있다.

눈물, 침(타액(唾液)), 땀, 위산(胃酸), 담즙(膽汁), 애액(愛液), 정액(精液), 젖(유즙(乳汁)) 등 우리 몸에서 분비되는 다양한 진액(津液)들은 모두 혈액으로부터 만들어진다. 여자가 출산하느라 피를 많이 흘렸기 때문에 출산 후에 혈액으로부터 만들어지는 애액이 잘 나오지 않아 부부관계가 어려워진다.

피를 많이 흘리면 혈액으로부터 만들어지는 침이 전혀 나오지 않으니 입안이 마르고 갈증이 발생한다. 피를 많이 흘리면 혈액으로부터 만들어지는 눈물도 잘 나오지 않게 된다. 안구건조증(眼球乾燥症) 또는 누액(淚液)부족증상이 발생하게 된다. 남자가 피를 많이 흘리고 성관계를 하면 당연히 혈액으로부터 만들어지는 정액이 거의 나오지 않는다. 이러한 사례들로 인체에서 분비되는 모든 진액들은 혈액으로부터 만들어진다는 사실을 쉽게 알 수 있다.

옛사람들은 '피눈물이 난다', '피땀을 흘려서 번 돈이다', 혹은 '피는 못 속인다'는 말들을 하곤 하였다. 옛사람들은 이미 혈액으로부터 인체의 모든 진액이 만들어진다는 의학적 사실을 잘 알고 있었다는 증거이다.

사람이 호흡을 할 때에 들이마시는 공기가 건조해지지 않도록 비강(鼻腔)에서는 수분을 수증기 형태로 분무하고 있다. 하루에 1리터 정도의 수분이 수증기 형태로 분비된다고 한다. 그런데 들이마시는 공기가 건조해지지 않도록 분비되는 이 수증기 역시 혈액으로부터 만들어진다.

사람이 추위에 떨고 있으면 땀이 나오지 않으면서 혈액이 묽어지는데 이때 자연스럽게 소변을 자주 보게 되면서 땀으로 나가지 못한 수분을 몸 밖으로 배출하게 된다. 그러나 소변을 자주 본다고 해도 땀으로 나가지 못하고 혈액 중에 섞인 수분을 모두 몸 밖으로 배출 시키지는 못한다.

따라서 추위에 떨게 되면 사람마다 혈액이 묽어지는 정도는 조금씩 차이는 있겠지만 여전히 혈액은 묽어진 상태를 유지한다. 이렇게 묽어진 혈액은 평소에 비강에서 분비되는 분무액을 수증기 형태로 만들지 못하고 수분의 형태로 만들어 버린다. 따라서 겨울에 추위에 떨게 되면 콧물이 나오게 되는 것이다.

이런 이론을 이해하지 못한 독자라고 하더라도 땀이 잘 나지 않는 겨울철에는 콧물 환자가 많고, 땀이 많이 나는 여름철에는 콧물 환자가 거의 없다는 사실 하나만으로도 콧물은 땀과 밀접한 관계가 있다는 것을 쉽게 알 수 있다.

겨울 추위에 떨고 있다 보면 누구나 소변이 자주 마려워진다. 당연히 소변을 보아야 한다. 이때 소변 보러가기 귀찮다고 소변을 안 나오게 하는 약을 복용하는 사람은 당연히 없을 것이다. 그런데 겨울에 콧물이 많이 나온다고 콧물이 안 나오게 하는 약을 복용한다는 것은 겨울에 소변이 자주 마렵다고 소변이 안 나오게 하는 약을 복용하는 것과 똑같다.

겨울 추위에 떨었을 때 땀이 나지 않으면서 증가하는 몸속의 수분이 자연스럽게 소변의 형태로 배출되는 것을 막으면 중증의 부작용이 초래되는 것처럼 겨울 추위로 증가한 몸속의 수분이 콧물의 형태로 밖으로 나오는 것을 나오지 못하게 하면 심각한 부작용이 발생하게 된다. 소변이 마려우면 소변을 보고, 콧물이 나오면 코를 풀어 버려야 되는 지극히 상식적인 사실을 이렇게 강조하고 있다는 자체가 희극이라고 밖에 말할 수 없다.

콧물을 강제로 나오지 않게 하기 위하여 많이 사용하는 대표적인 항히스타민제의 부작용에 대하여 알아보자.

항히스타민제 세티리진 염산염의 부작용

사용설명서에 적혀 있는 부작용 중 극히 일부분만 발췌하여 인용한다. 하루 복용량의 다섯 배를 초과하여 복용한 후에 보고된 이상반응은 다음과 같다.

혼돈, 설사, 어지러움, 권태감, 피로, 동공확대, 초조, 혼미, 소변고임, 마비감, 흥분, 경련, 실신, 공격성, 우울, 환각, 기억상실, 자살관념, 구토, 미각이상, 부정맥, 혈압상승, 동계, 혈관염, 백혈구감소, 호중구(백혈구내에 존재)감소, 림프구(백혈구내에 존재)증가, 혈소판감소, 간기능 장애, 황달, 당뇨, 혈뇨, 배뇨곤란, 코피, 체중증가.

위에 기술한 부작용 중에 일부 증상은 드물게 혹은 장기 복용 시에 나타날 수 있는 부작용이라고 설명하고 있음.

봄에는 겨울 추위가 아직 남아 있는 가운데 낮과 밤의 일교차가 심하여 감기에 걸리기 쉽고, 가을에는 낮에는 덥고 밤에는 약간 추운 큰 일교차로 인하여 감기에 걸리기 쉽고, 겨울에는 심한 추위 때문에 또한 추웠다가 덜 추웠다가 하는 변덕스런 날씨의 변화로 인하여 감기에 걸리기 쉽다. 이러한 이유로 감기에 걸리면 대부분의 사람들은 정도의 차이는 있겠지만 주로 발열, 기침, 콧물, 두통 등의 증상을 동시에 나타낸다.

당연히 해열진통제, 항생제, 기침 억제제, 항히스타민제를 동시에 처방을 받아서 복용하게 될 확률이 매우 높아진다. 앞에서 살펴본 바에 의하면 해열진통제 한 가지만 복용하여도, 항생제 한 가지만 복용하여도, 기침억제제 한 가지만 복용하여도, 항히스타민제 한 가지만 복용하여도 매우 심각한 부작용이 발생할 수 있다. 그런데 만약 기침, 콧물, 두통, 발열 등의 종합적인 감기 증상으로 인하여 항생제와 해열진통제, 항히스타민제, 기침 억제제를 동시에 모두 복용한 환자는 당연히 치명적인 부작용으로 목숨이 위태로운 지경에 놓이게 될 것이다.

사람은 어떤 계절에 독감에 걸렸든지 독감에 걸렸다는 이유로 독감에 수반되는 발열 때문에, 독감에 수반되는 염증 때문에 사망하지는 않는다. 잘못된 서양의학적 처치와 환자에게 투여한 여러 가지 약물의 부작용으로 사망에 이르게 된다.

앞에서 설명한 아이들에게 열이 나는 다양한 이유에 대하여 충분히 이해하지 못한 독자들도 많이 있을 것이다. 그렇다고 해도 어린아이가 열이 날 때 필자가 설명하는 여러 가지 처치를 다음 장에서 설명하는 대로 잘 따라서 아이에게 해주면 열이 잘 내려가는 매우 신기한 경험을 하게 될 것이다.

1. 온수로 물찜질을 해준다.
2. 손가락 끝, 발가락 끝에 사혈(瀉血) 해준다.
3. 백회혈(百會穴) 부위나 귓불 부위를 사혈(瀉血) 해준다.
4. 대변을 못 본 경우에는 관장을 해준다.
5. 갈증이 있으면 천일염을 적당히 탄 소금물을 먹인다.

Part 3

우리아이 열날 때 어떻게 하나?

1
온수로 물찜질을 해준다.

수건에 물을 적셔서 물찜질을 해주어야 한다. 처음에 잠깐 설명한 대로 따뜻한 물로 찜질을 해주어야 하며 적어도 30도가 넘는 물로 찜질을 해주어야 한다. 차가운 물이나 얼음을 사용하여 찜질을 해주면 밖으로 잘 나오던 몸속의 열이 다시 몸속으로 들어간다. 발열로 인하여 점점 소멸되고 있던 오장육부의 염증이 또 다시 더욱 심각해진다는 뜻이다.

아이의 몸에 수건이 닿았을 때 아이가 깜짝 놀라면 찜질하기에는 적당하지 않은 차가운 온도의 물이라고 생각하면 된다. 이마와 얼굴에만 열이 있는 어린아이가 추워하면 전신을 따뜻하게 해주고 이마와 얼굴에만 찜질을 해준다. 아이가 더워하면 옷을 벗기고 몸 전체에 물찜질 해주고, 시원하게 해주어야 한다. 영유아의 경우 따뜻하게 해주었을 때 칭얼거리거나 잠을 이루지 못하면 옷을 벗겨서 시원하게 해주면 된다. 또한 시원하게 해주었을 때 칭얼거리거나 잠을 못 이루면 이불을 덮어주거나 하여 따뜻하게 해주면 된다.

2

손가락 끝, 발가락 끝에
사혈(瀉血) 해준다.

아이가 잠을 못 이루면서 전화벨 소리나 문 닫는 소리에 크게 놀라면서 가벼운 경련을 일으키면 심장이 제법 많이 뜨거워져 있는 것으로 판단한다. 이때에는 삼릉침 또는 사혈침을 소독하여 아이의 열 손가락 끝을 소독한 후 손가락 끝 중간지점을 약하게 사혈(瀉血) 해준다.

발열이 매우 심하거나 아이가 소변을 보면서 울거나 평소보다 소변을 잘 보지 않는다고 생각되면 열 발가락 끝의 중앙지점도 함께 사혈 해준다. 가끔씩 이러한 사혈요법을 전혀 과학적인 증거가 없는 미신 같은 행동으로 치부해버리는 사람들도 많다.

서양의학을 신앙처럼 굳게 믿고 있는 사람들은 수술이나 약물복용 등 서양의학적인 여러 가지 처치로 낫지 않는 자신들의 질병을 또 다른 방법으로 낫게 해보려는 민초들의 절박한 노력을 무조건 비과학적이라고 말하면서 무시해버린다. 무시해버릴 뿐만 아니라 무슨 핑계를 대서라도 민초들이 서양의학적 처치 이외의 또 다른 방법을 절대로 따라하지 못하게 만든다.

사혈 해주는 것은 효과도 없고 침을 놓아 사혈 하면 손가락 혹은 발가락에 화농(化膿)이 생길 수 있으므로 절대로 따라하면 안된다고 주장한다. 침으로 사혈 할 때 화농의 위험이 생긴다면 매일매일 하루에도 여러 번씩 손가락을 찔러 채혈하여 혈당을 측정하는 혈당측정기는 더욱 손가락에 화농을 일으킬 위험이 높다고 볼 수 있는데도 불구하고 혈당측정기가 손가락에 화농을 일으킬 수 있다고 언론에 등장하여 특별한 경고를 하지 않는다.

침은 소독한 후에 놓아도 화농이 생기고 혈당측정기는 소독한 후에 채혈을 하니 염증이 발생하지 않는다? 서양의학에 관한 맹목적인 사대주의를 여실히 보여주는 사례이다.

손가락과 발가락을 사혈 해주면 손가락, 발가락과 연결되어 있는 심장의 열기와 신장의 열기가 신속하게 몸 밖으로 나가게 된다. 심장의 열기가 빠져나가면 잘 놀라면서 가벼운 경련을 하고 잠을 못 이루는 증상들이 신속하게 사라질 수 있다.

신장의 열기가 빠져나가면서 소변을 볼 때 아이가 운다거나 소변을 잘 보지 못하였던 증상이 소실되면서 소변을 잘 보게 된다. 손가락과 발가락 끝을 얕게 찔러 피를 아주 조금 나오게 하므로 화농이 생길 확률도 낮지만 만약 염증이 생긴다고 하여도 깊게 찌르는 것이 아니므로 매우 가벼운 염증이 발생하고 적당한 처치로 쉽게 사라진다. 고열을 내리고 열성경련을 진정시킬 수 있다면 손가락, 발가락 끝에 침을 놓아 최악의 경우에만 발생하게 되는 약한 염증 정도는 마땅히 감내할 만한 것이라고 할 수 있다.

다양한 종류의 삼릉침과 사혈침은 인터넷으로 쉽게 구할 수 있다. 찌르는 깊이를 조절할 수 있고 비교적 침의 굵기가 가느다란 것으로 선택하는 것이 좋다.

3

백회혈(百會穴)부위나 귓불 부위를
사혈(瀉血) 해준다.

고열과 함께 아이가 헛소리를 하거나 헛것을 보거나 하면서 손으로 허공(虛空)을 잡거나 손으로 옷이나 물건을 더듬거나 눈동자가 눈썹 쪽으로 크게 치켜 올라가는 증상이 발생하면 이는 심장이 매우 뜨거워졌을 때 발생하는 현상이라고 진단한다. 곧 의식을 잃고 열성경련을 일으킬 확률이 높은 증상으로 판단한다. 자그마한 소리에도 깜짝깜짝 잘 놀라고, 가벼운 경련을 하는 증상도 심장의 열로 인하여 발생하지만 헛소리를 하거나 헛것을 보는 증상들은 심장이 더욱 뜨거워졌을 때 발생하게 된다.

이런 경우에는 손가락과 발가락을 사혈 해주는 것만으로 크게 뜨거워진 심장의 열기를 곧 뇌(腦)의 열기를 신속하게 밖으로 나가게 하기에는 매우 부족하다. 옛사람들의 의학원리로 판단하면 심장(心臟)은 곧 뇌(腦)이니 심장이 크게 뜨거워진 것은 뇌 또한 더욱 크게 뜨거워진 것이므로 이번에는 뇌의 열기를 직접 뇌 밖으로 나가게 해주어야 한다.

백회혈(百會穴)이라는 침을 놓는 자리가 있다. 머리를 위에서 바라보면서 열십자(十字)를 가상으로 그렸을 때 가장 가운데가 바로 백회혈이라는 소위 혈(穴)자리이다. 이 백회혈을 삼릉침을 사용하여 가볍게 사혈 해주면 신속하게 뜨거워진 뇌의 열기가 밖으로 나오게 된다.

한두 살 미만의 어린아이는 아직 두개골이 성숙되지 않아서 소위 숨구멍이라고 하는 두개골의 중앙에 두개골이 연결되어 있지 않고 조금 열려 있는 부분이 있다. 따라서 백회혈에 침을 사용하여 사혈 하지않는다.

두세 살까지의 어린아이들은 백회혈 대신 성인들이 귀걸이를 하려고 귀를 뚫을 때 구멍을 내는 똑같은 부분을 침으로 얕게 찔러서 사혈 하여도 효과가 있다. 스트레스로 뇌가 뜨거워져서 초래된 두통에 귀를 뚫고 귀걸이를 한 다음부터 두통이 잠시 사라졌다고 말하는 성인들을 간혹 만날 수 있다. 백회혈을 사혈 해주는 것보다는 뇌의 열기를 밖으로 내보내는 작용은 약하지만 그래도 어느 정도의 효과는 있다.

사실 뇌의 열기는 코피가 날 때 가장 신속하게 몸 밖으로 잘 나가게 된다. 고열을 보이던 어린아이의 코에서 갑자기 코피가 나오는 것은 뇌의 열기와 그로 인한 뇌의 압력을 스스로 밖으로 내보내려는 인체의 자구적인 노력으로 나타나는 매우 좋은 증상이다. 만약 어린아이가 고열인 상황에서 코피가 났다면 코피로 뇌의 열기가 이미 많이 잘 빠져나간 것이다. 더 이상 어느 곳에도 침을 놓아 사혈을 할 필요도 없이 코피 하나로 심장의 열로 초래된 여러 가지 증상들이 현저하게 사라지게 된다. 침을 사용한 사혈은 고열을 보일 때 한 번 혹은 두 번 정도만 해주고 수시로 자주 해주어서는 안 된다.

  사혈요법은 그야말로 응급요법이므로 수시로 계속 해주는 것은 좋지 않다. 출혈을 많이 하고 고열(高熱)에 이른 사람들이나 심각한 출혈과 고열을 함께 보이는 환자들에게 또는 출혈이 잘 되면서 지혈(止血)이 잘 안 되는 환자들에게는 사혈요법을 사용하면 안 된다. 혈소판감소증, 백혈병, 재생불량성빈혈, 혈우병 등을 앓고 있는 환자에게도 사용하여선 안 된다.

4

대변을 못 본 경우에는 관장을 해준다.

관장을 시켜서 대변을 보게 하는 방법은 이미 소수의 소아과 의사들이 고열(高熱)을 보이는 어린아이에게 적극 권장하던 방법이다.

예전의 의사들은 해열진통제와 항생제를 투약하였지만 열이 잘 내리지 않는 어린아이가 있으면 그 부모에게 집에서 관장을 한 번 시켜보라고 충고하곤 하였다. 이미 고열과 함께 설사를 하고 있는 어린아이에게는 당연히 사용하지 않는다.

매일 대변을 보던 어린아이가 고열과 함께 대변을 이틀 이상 보지 못하였다면 가장 해열효과가 확실한 신속한 치료법이라고 할 수 있다. 체중감소를 위해 혹은 숙변(宿便)을 제거하기 위하여 수시로 행하여지는 관장요법은 대장의 배변(排便)능력을 크게 저하시키는 등의 또 다른 부작용을 초래할 수도 있다. 그러나 고열과 함께 평소보다 배변주기가 길어진 증상을 보이는 어린아이들에게 사용하는 일시적인 관장요법은 매우 효과가 있는 안전한 처치라고 볼 수 있다.

서양의학적으로는 항문(肛門)의 온도를 측정하여 가장 신뢰할 수 있는 체온으로 간주하고 있다. 사실 항문은 대장(大腸)과 연결이 되어 있으므로 항문의 온도는 대장의 온도라고 할 수 있다. 관장을 해서 배변(排便)을 시키면 대장의 온도가 내려가므로 당연히 대장과 연결되어 있는 항문의 온도도 내려가게 된다. 항문에서 측정하는 체온이 내려간다는 뜻이다.

 이렇듯 국부적(局部的)인 해열효과를 나타낼 뿐만 아니라 사실 배변으로 대장의 온도가 내려가면 간(肝), 위(胃), 심장(心臟), 폐(肺) 등 다른 장부의 온도도 함께 내려가므로 관장으로 오장육부의 염증이 점점 경감되고, 그 결과 열이 더 이상 나지 않게 되는 효과를 볼 수가 있는 것이다.

관장은 매일 대변을 보던 어린아이가
고열과 함께 대변을 이틀 이상 보지 못하였다면
가장 해열효과가 확실한 신속한 치료법이라고 할 수 있다.

5

갈증이 있으면 천일염을
적당히 탄 소금물을 먹인다.

만약 어린아이에게 갈증(渴症)이 있으면 천일염(天日鹽)을 조금 탄 물을 먹인다. 소금은 사람을 포함한 동물들의 생명을 유지하는데 매우 필수불가결한 성분이다. 차(茶)를 말에 싣고 험준한 실크로드보다 더욱 위험한 차마고도(茶馬古道)를 생명의 위협을 무릅쓰고 건너가서 힘들게 재배한 차(茶)와 바꾸어 오는 물건들 중에 한 가지는 놀랍게도 고작 하찮은 소금이다. 넓은 초원에 사는 다양한 동물들은 소금의 냄새를 맡고 암염(巖鹽)을 찾아내 혀로 핥아서 소금을 반드시 섭취하고 있다. 겨울에 눈이 오면 도로에 눈이 빨리 녹도록 소금을 뿌리는 것처럼 테니스 코트에도 땅이 얼어붙지 않도록 겨울에 소금을 뿌려주는데 도시에 사는 비둘기들이 어떻게 알았는지 귀신 같이 알고 찾아와서 흙과 함께 흙에 섞여 있는 소금을 쪼아 먹고 날아간다. 이렇듯 사람이나 야생의 동물들이나 반드시 소금을 구하거나 찾아내어 섭취하는 것을 보더라도 소금이 얼마나 동물이나 인간의 생명유지에 중요한 요소로 작용하고 있는지 잘 알 수 있다. 사람은 당연히 매일매일 땀으로 나가는 염분량과 소변으로 나가는 염분량만큼 소금을 섭취하여 보충해주어야 한다. 그럼에도 불구하고 서양의학은 소금을 많이 먹으면 건강에 해로우니 싱겁게 먹어야 한다고 주장하고 있다. 소금을 하루에 몇 밀리그램(mg) 이상 섭취하여서는 안 된다는 해괴한 주장을 한다. 여름에는 땀이 많이 나오므로 당연히 소금을 더욱 많이 섭취하여야 한다. 겨울에는 땀이 적게 나오므로 소금을 조금 덜 섭취하여야 한다. 평소에 꾸준한 운동이나 훈련을 하는 선수나 군인들은 다른 직업의 사람보다 땀을 많이 흘리게 되므로 계절에 관계없이 항상 소금을 충분하게 섭취해야 한다. 따라서 전 인류(人類) 개개인의 일일(一日) 소금섭취량을 일정하게 설정해놓고 그 이상의 소금 섭취를 제한해야 한다는 이론은 계절이나 거주하는 지역, 직업, 취미 등 개개인의 다양한 특징 등을 무시하고 만들어진 매우 터무니없는 오히려 비과학적인 주장이다. 각자 매일매일 꼭 섭취해야 하는 충분한 소금의 양은 개개인의 혀가 더욱 정확하게 잘 알고 있으므로 과학의 이름으로 하루 소금 섭취량까지 간섭할 필요가 하나도 없다.

  서양의학을 신앙(信仰)으로 여기는 신자(信者)들은 몸에서는 짠 음식이 당기는데도 불구하고 굳이 싱겁게 먹으려고 애를 쓴다. 혀가 싱겁다고 느낀다면 그 이유는 곧 몸에서 필요한 소금의 양보다 현저하게 소금을 적게 섭취하고 있기 때문이다. 불신자(不信者)들은 배가 고프니 그냥 음식을 맛있게 먹을 뿐 식사 중에 짜게 먹어야지 혹은 싱겁게 먹어야지라는 어색하고 우스꽝스러운 생각을 하지 않는다. 다만 자신에게 필요한 만큼의 염분을 충분하게 음식으로부터 섭취하고 있을 때에는 음식의 간이 잘 맞추어져서 음식이 맛있다고 느낄 뿐이다. 만약 지나치게 짜게 먹었다면 당연히 물이 당기게 되고 물을 마시면 곧 과도하게 섭취한 소금의 농도가 희석(稀釋)되면서 각자에게 알맞은 정상적인 염도가 신속하게 유지되니 짜게 먹는 것 또한 걱정할 필요가 하나도 없다. 바닷물에 들어 있는 소금이 육지에서 바다로 흘러들어가는 중금속 등이 포함된 모든 생활오수를 해독시키고 정화(淨化)시키듯이 인체 내에 존재하는 소금이 또한 인체에 쌓인 독소들을 해독시키고 정화시키는 일을 하고 있다. 특히 소금의 농도 즉 염도(鹽度)가 가장 높은 신장(腎臟)에 염도가 현저하게 떨어지면 신장의 기능에 심각한 저하가 초래된다. 서양의학도 인체혈액 속의 염도가 높을 때보다 염도가 낮을 때 생명을 위협하는 더욱 심각한 증상이 나타난다는 것을 잘 알고 있다. 바닷물이 한여름에도 크게 뜨거워지지 않고 한겨울에도 크게 차가워지지 않는 것은 바닷물 속에 들어 있는 소금 때문이다. 사람 몸속에 들어 있는 소금도 똑같은 역할을 하고 있다. 인체 오장육부를 크게 뜨거워지지 않게 하는 작용을 한다. 따라서 평소에 입에서 당기는 대로 소금을 충분히 섭취하여 체내에 염도가 높은 사람의 오장육부는 감기에 걸려도, 더위를 먹어도, 스트레스를 받아도 손쉽게 잘 뜨거워지지 않는 법이다. 아열대지방인 베트남에서 한국의 군인들이 행군을 나갈 때 반드시 막사 앞에 큰 소금 통을 놓아두고 강제로 소금을 한 주먹씩 입에 털어 넣게 하였다고 한다. 더위 속에 행군을 하여도 체내의 염도가 높으면 더위가 오장육부를 덜 뜨겁게 만드니 바로 병사들의 일사병 열사병을 예방하기 위한 매우 과학적인 조치가 아닐 수 없다.

열이 나는 아이가 갈증을 호소한다는 것은 대부분 땀을 많이 흘렸다는 확실한 증거이다. 봄 감기 또는 겨울 감기에 걸려서 해열진통제를 먹고 땀을 많이 흘려서 생긴 갈증, 한여름에 더위 때문에 땀을 많이 흘려서 생긴 갈증 혹은 땀을 많이 흘리지 않은 상태에서 생긴 갈증이 모든 경우의 갈증에 발열을 겸하고 있다면 반드시 물에 천일염을 조금 타서 먹인다. 체내에 염도가 높아지면 오장육부도 점점 차가워지므로 체온 역시 내려가게 된다.

앞에서 오장육부가 뜨거워지면 즉 오장육부에 염증이 생기면 고장이 나서 온도가 높아진 냉장고 속에 들어 있는 육류(肉類)가 모두 상(傷)하게 되는 것처럼 오장육부가 상(傷)하게 된다고 설명한 바가 있다. 냉장고가 고장이 나서 냉장고 안에 있는 모든 음식은 상하여도 염장(鹽藏)한 음식은 상하지 않는다. 이렇듯 소금은 모든 물질을 상하지 않고 썩지 않게 하는 작용을 가지고 있다. 발열은 오장육부가 뜨거워져서 발생하는 현상이므로 발열이 있는 사람은 당연히 오장육부에 염증이 있는 사람이다. 소금물을 먹어 혈액과 오장육부의 염도가 높아지면 바닷물이 여름에도 잘 뜨거워지지 않는 것처럼 오장육부도 잘 뜨거워지지 않는다. 만약 뜨거워진다고 하여도 염장음식이 여름에도 상하지 않는 것처럼 오장육부가 상(傷)하지 않는다. 오장육부가 상하여 썩지 않게 된다는 것은 염증으로 인한 오장육부의 괴사(壞死)와 같은 장부의 부전(不全)을 초래하는 심각한 증상을 예방하게 된다는 뜻이다. 염분이 절대적으로 필요한 사람에게 소금물을 먹이면 전혀 짜다고 느끼지 못하고 오히려 물맛이 달다고 말하는 사람도 있다. 신장(腎臟)질환, 간(肝)질환 등으로 복수(腹水)나 부종(浮腫)이 있는 특별한 환자의 경우에는 염분의 섭취에 신중을 기하여야 한다.

1. 기운이 없어 보인다고 함부로 인삼(人蔘), 홍삼(紅蔘), 산삼(山蔘),
   녹용(鹿茸), 꿀 등의 보약을 먹이지 말아야 한다.
2. 열이 있으면서 하루 이틀 동안 음식을 먹지도 못하고 구토(嘔吐) 또는
   설사(泄瀉)를 한다고 해도 수액제제의 투여에는 신중을 기하여야 한다.
3. 검사를 이유로 혈액이나 척수액을 함부로 뽑지 말아야 한다.
4. 갈증이 없을 때에는 물을 강제로 먹여서는 안 된다.
5. 발열과 함께 구토(嘔吐) 혹은 설사(泄瀉)의 증상이 있을 때에는
   진토제(鎭吐劑)나 지사제(止瀉劑)를 복용시키면 안 된다.

Part 4

아이가 열날 때 절대로 해서는 안 되는 처치들

1

기운이 없어 보인다고
함부로 인삼(人蔘), 홍삼(紅蔘),
산삼(山蔘), 녹용(鹿茸), 꿀 등의
보약을 먹이지 말아야 한다.

여러 가지 이유로 아이가 열이 나게 되면 매우 기운 없어 하면서 잠만 자기도 하며 거의 식사를 하지 못하고, 먹으면 토(吐)하게 되는 경우가 많다.

어린아이의 경우 먹지도 못하면서 설사(泄瀉)를 여러 날 동안 하는 그런 특별한 경우를 제외하곤 단지 며칠 동안 식사를 하지 못하였다고 해서 절대로 위험한 상태에 빠지지 않는다. 단지 며칠 동안 음식을 못 먹었기 때문에 어린아이가 기운이 떨어진 것이 아니다. 며칠 동안 식사를 하지 못한 것도 기운을 좀 떨어뜨리는데 영향을 주었겠지만 매우 미미한 정도라고 할 수 있다.

기운 없어 하면서 잠만 자는 근본적이 이유는 간이 뜨거워졌기 때문이다. 아이가 열이 있다는 것은 오장육부가 뜨거워진 증거이다. 그런데 열이 있으면서 잠만 자고 기운이 전혀 없는 현상을 보이는 것은 오장육부 중에서 특히 간이 뜨거워졌을 때 나타나는 전형적인 증상이다.

이때 아이의 기운을 올려주기 위하여 인삼, 홍삼, 녹용 등을 복용시키면 오장육부가 더욱 뜨거워지게 된다. 당연히 간도 크게 뜨거워지면서 아이는 더욱 잠만 자고 기운이 더 떨어져서 완전히 쳐져 버린다. 오장육부가 더욱 뜨거워진다는 것은 오장육부에 매우 심각한 염증이 발생한다는 말이다. 오장육부가 뜨거워지면 그 열기는 각각의 연결된 인체 외부로 나오게 되므로 심각한 발열이 당연히 뒤따르게 된다.

어린아이가 열이 있을 때 인삼이나 홍삼, 녹용이 들어간 소위 보약을 먹이면 발열과 염증이 더욱 심하여져서 아이가 매우 위험한 상태에 빠지게 된다.

아이의 기운을 올려주기 위하여 인삼, 홍삼, 녹용 등을
복용시키면 오장육부가 더욱 뜨거워지게 된다.
당연히 간도 크게 뜨거워지면서 아이는 더욱 잠만 자고
기운이 더 떨어져서 완전히 쳐져 버린다.

2

열이 있으면서 하루 이틀 동안
음식을 먹지도 못하고 구토(嘔吐)
또는 설사(泄瀉)를 한다고 해도
수액제제의 투여에는
신중을 기하여야 한다.

아이가 먹지도 못하고 토(吐)하는 이유는 여러 가지가 있다. 어떤 이유로 먹지도 못하고 토(吐)하는지에 관계없이 함부로 수액제제를 맞혀서는 안 된다. 어린아이에게 수액제제를 정맥으로 주사하면 혈액에 직접 들어온 수액 때문에 혈액이 당연히 크게 묽어지게 된다. 이때 신속하게 신장(腎臟)이 과도하게 들어와 혈액을 묽게 만든 수액을 소변으로 배출시켜야 한다. 그런데 어린아이의 신장은 매우 미성숙한 상태이므로 충분히 소변으로 배출시키지 못할 확률이 높다. 따라서 폐(肺)나 심장(心臟)에 물이 차게 되는 심각한 상황이 발생하기 쉽다. 앞에서 설명하였듯이 추위에 떨어서 감기에 걸려 땀이 몇 시간 동안 나오지 않게 되면 혈액이 크게 묽어진다고 설명한 바 있다. 이렇게 감기에 걸려서 혈액이 묽어진 상황에서 수액제제를 맞으면 더욱 폐나 심장에 물이 차게 될 확률이 높다. 신장이 미성숙한 어린아이에게 수액제제를 주사하는 것은 매우 심각한 상황을 초래할 수도 있다. 더욱이 수액제제와 투여할 때 부작용이 많은 약물을 함께 정맥주사하는 것은 매우 위험한 상황을 초래할 수 있다. 갈증(渴症)이 매우 심하다면 어느 정도 수액제제의 투여가 도움을 줄 수도 있으나 수액이 적하(滴下)하는 속도를 매우 느리게 조절해 주면서 소변을 참지 않도록 해 주어야 한다.

3

검사를 이유로 혈액이나 척수액을
함부로 뽑지 말아야 한다.

가스레인지 위에서 70도 정도로 뜨거워져 있는 물을 가스레인지의 불꽃을 더 이상 키우지 않고 신속하게 온도 80도 이상의 물로 만드는 방법은 누구나 알고 있다. 70도 온도의 물을 조금 덜어내기만 하면 가스레인지의 불꽃을 키우지 않아도 나머지 물의 온도는 80도 이상으로 상승하게 된다.

이러한 현상이 사람의 몸에도 나타나게 된다는 사실을 독자들은 아마 이해하기 어려울 것이다. 사람의 몸에서 여러 가지 검사를 빙자하여 채혈을 계속하는 것은 70도 온도의 물을 지속적으로 덜어내는 것과 똑같은 결과를 초래한다. 피를 뽑으면 뽑을수록 몸속에 있는 나머지 피의 온도가 점점 상승하게 되어 결국 오장육부가 더욱 뜨거워지게 된다. 열이 있는 아이는 애당초 오장육부가 뜨거워졌기 때문인데 피를 뽑으면 뽑을수록 오장육부가 더욱 뜨거워진다. 당연히 오장육부의 염증과 발열이 더욱 심각하여진다.

뇌척수액도 함부로 뽑으면 좋지 않다. 뇌척수액을 뽑아도 간접적으로 혈액의 부족을 초래하여 염증과 발열을 더욱 악화시킬 수도 있다. 사람의 혈액은 서양의학의 주장대로 절대로 신속하게 재생이 되지 않는다. 사람의 몸속에 피가 부족하여지면 염증과 발열이 더욱 극심하여지는 현상을 옛사람들은 음허화동(陰虛火動)이라고 일컬었다. 전문적으로 동양의학을 공부하는 사람도 잘 알지 못하고 이해하지도 못하는 이론이다.

서양의학은 폐결핵균이 공기를 통하여 사람을 감염시켜 폐결핵에 걸린다고 주장한다. 사실 폐결핵은 결핵균의 감염과는 전혀 관련이 없다. 한때 북한과 소말리아에 폐결핵이 창궐한 적이 있었다. 특별히 북한과 소말리아에 폐결핵이 창궐하였던 직접적인 이유는 각 나라 사람들의 영양실조(營養失調) 때문이다. 폐결핵이 결핵균의 공기감염으로 발생한다는 서양의학의 주장이 틀림이 없다면 북한이나 소말리아 사람 전체가 폐결핵에 걸려야 마땅하다. 그러나 그 당시에 일부의 사람들만 폐결핵에 걸렸다는 사실, 폐결핵에 걸리지 않은 사람들도 많았다는 사실은 서양의학적 주장이 틀렸다는 것을 증명한다.

사람의 혈액은 먹은 음식으로부터 만들어진다. 영양실조 상태가 되면 음식으로부터 만들어지는 몸속의 혈액이 크게 부족해지는데 당연히 폐에도 피가 부족해진다. 이렇게 폐에 피가 부족해지면 폐가 뜨거워지고 또한 폐가 매우 건조해진다. 폐가 뜨거워지고 건조해지면 기침을 하게 된다.

앞에서 설명한 바 있지만 사람의 몸에서 분비되는 모든 진액(津液) 즉 눈물, 콧물, 타액 등은 혈액으로부터 만들어진다. 들숨과 날숨으로 인후나 기관지, 폐가 건조해지지 않도록 인체 스스로 자구적으로 분비하고 있는 끈끈한 점액도 혈액으로부터 만들어진다. 이러한 점액은 사람이 기침을 할 때 소위 가래의 형태로 밖으로 나오게 되는데 폐결핵 환자는 몸에 피가 부족한 사람이어서 점액이 만들어지지 않으므로 기침을 할 때에 가래가 나오지 않는 수가 많다. 가래가 나오는 대신 피가 나오게 된다. 객혈을 할 확률이 높다는 뜻이다.

 병원에서는 여러 가지 이유로 혈액검사를 하느라 채혈을 많이 하는데 이렇게 채혈을 자주 해도 영양실조 상태에 빠지기 쉽다. 따라서 잦은 채혈로 폐결핵에 걸릴 수도 있다는 것을 알아야 한다.

4

갈증이 없을 때에는
물을 강제로 먹여서는 안 된다.

여러 가지 이유로 어린아이에게 열이 있을 때 갈증(渴症)을 호소하는 어린아이도 있고 갈증이 없는 아이도 있다. 여름철에 발열을 보이는 어린아이는 갈증을 호소할 확률이 매우 높으나 다른 계절에 열이 나는 어린아이의 경우 땀을 지나치게 내지 않았다면 입이 말라 물을 찾는 구갈(口渴)의 증상이 나타나지 않을 수도 있다.

아무튼 갈증이 없을 때 물을 먹이는 것은 배가 고프지 않은데 밥을 먹이는 것과 똑같다. 배가 고프지 않은데 밥을 먹이면 체하기 쉬운 것처럼 갈증이 없을 때 물을 지나치게 많이 먹이면 물을 먹고 체하는 수도 있다.

앞에서 설명하였듯이 물을 먹고 체하면 다른 음식을 먹고 체하는 것보다 더욱 심각한 생명을 위협하는 상황에 처하게 된다.

5

발열과 함께 구토(嘔吐) 혹은
설사(泄瀉)의 증상이 있을 때에는
진토제(鎭吐劑)나 지사제(止瀉劑)를
복용시키면 안 된다.

학교 급식을 먹고 수십 명의 학생들이 구토, 설사를 하게 되어 관계당국에서 역학조사를 하고 있다는 뉴스를 접하곤 한다. 상한 음식이 몸에 들어오게 되면 먼저 위(胃)가 자구적인 노력을 동원하여 구토로 상한 음식을 몸 밖으로 구축해버린다. 구토로 상한 음식을 내보내지 못한 사람의 경우 이번에는 대장(大腸)이 설사라는 자구적인 노력을 동원하여 몸에 흡수되면 안 되는 상한 음식을 밖으로 배출해버린다. 상한 음식을 조금 더 많이 먹은 사람은 구토와 설사를 동시에 수행하여 상한 음식을 배출해낸다.

이렇듯 구토 또는 설사라는 증상은 급히 더 이상 토하지 못하게 하거나 더 이상 설사하지 못하게 해야 할 질병 그 자체가 아니다. 인체가 먼저 음식이 상했다는 사실을 알아내어 그 음식을 스스로 밖으로 배출해버리려는 노력의 하나이다.

만약 상한 김밥 세 줄을 먹었다면 세 줄의 김밥이 구토 또는 설사로 모두 몸 밖으로 나올 때까지 구토나 설사를 멎게 하면 절대로 안 된다. 구토와 설사를 강제로 멎게 하면 상한 김밥이 흡수되어 식중독(食中毒)의 증상이 더욱 심각하여질 것이다. 구토와 설사는 식중독으로 인하여 발생하는 증상이 아니라 식중독을 미리 예방하려는 인체의 자구적인 노력이라는 것을 알아야한다.

　구토와 설사는 식중독을 예방하려는 인체의 노력일 뿐만 아니라 앞에서 설명한 것처럼 생명에 위협이 될 수도 있는 식체(食滯)를 긴급하게 해결하려는 인체의 자구적인 응급조치라고도 할 수 있다.

　또한 구토와 설사로 위(胃)의 열기와 대장의 열기가 밖으로 잘 나오게 되는 효과도 있으므로 진토제와 지사제를 함부로 사용하면 염증과 발열이 더욱 심각하여질 수도 있다.

구토와 설사로 위(胃)의 열기와 대장의 열기가 밖으로 잘 나오게 되는 효과도 있으므로 진토제와 지사제를 함부로 사용하면 염증과 발열이 더욱 심각하여질 수도 있다.

|후 기

 이 책을 읽고 책의 내용이 허무맹랑하다고 생각하는 전문가나 일반인들이 많을 것이다. 그러나 이 책이 무슨 대단한 내용을 담고 있는 서적은 결코 아니지만 세월이 많이 지나고 나면 책에서 주장하고 있는 필자의 논리가 의학적으로 절대 틀리지 않았다는 평가를 받을 것이라고 생각한다.

 아무튼 서문에서도 입장을 밝힌 바 있지만 이 책은 애당초 경제적인 목표를 가지고 집필한 책이 아니다. 다만 다양한 염증과 발열에 관한 서양의학의 이론이 크게 잘못되었다는 것을 지적하고 있을 뿐이다. 또한 염증과 발열, 독감, 열성경련 등에 사용하는 서양의학적 약물과 다양한 종류의 백신 등은 심각한 부작용을 지니고 있다는 의학적 진실을 밝히고 있을 뿐이다.

 1960년대에는 대단한 부자들만이 자신의 어린아이를 병원에 데리고 가서 서양의학적 치료를 받게 할 수 있었으므로 대다수의 어린아이들이 병원치료를 받는 일은 매우 드물었다고 할 수 있다. 또한 예방주사라고는 단 BCG 접종 한 가지 밖에 없었다. 그런데도 불구하고 그 시절 필자가 다녔던 전교생 삼천 명 정도의 초등학교학생 중에는 백혈병을 앓고 있거나 발달장애가 있거나 자폐증을 앓고 있거나 여러 가지 희귀병을 앓고 있거나 소아암을 앓고 있던 학생들이 전혀 없었다. 휠체어를 타고 등교하는 학생은 한 사람도 없었으며 특수학급이라는 반은 애당초 없었고 안경을 쓴 단 한 명의 학생만을 볼 수 있었다.

요즈음은 어떤가? 아이들이 조금만 아파도 병원에 데리고 가서 서양의학적 처치를 받게 하고 약물을 투약한다. 접종하지 않으면 초등학교에 입학이 불가능한 수십 가지의 백신을 어린 아이들에게 투여하고 있다. 그런데도 불구하고 자폐증, 발달장애 등 다양한 희귀병 환자가 급증하고 있으며 그런 학생들을 위한 특수학급도 모자라 특수학교까지 설립이 되어 운영되고 있는 실정이다.

이러한 처참한 현실을 불러온 책임의 대부분은 바로 서양의학의 잘못된 이론을 기초로 행하여지고 있는 검사와 처치 또한 예방주사를 포함한 다양한 서양의학적 약물의 부작용에 있다고 필자는 굳게 믿고 있다. 인류의 평균 수명이 늘어나게 된 것은 전쟁이 다소 줄어들었고 영양상태가 좋아진 탓이지 서양의학의 발전과는 전혀 관계가 없다고 주장하는 학자들도 많이 있다는 것을 알아야 한다.

　옛날에는 아이들이 독감에 걸려서 일주일씩 학교에 결석하는 일은 거의 없었다. 우선 부모들부터 아이들의 독감을 대수롭지 않은 것으로 생각하고 있었으므로 독감으로 고열이 나도 별로 두려워하지도 않았고 각자 집에서 물찜질을 비롯한 다양한 민간요법으로 독감을 낫게 하여 하루 혹은 길어야 이틀 만에 아이들을 다시 학교에 등교할 수 있게 하였다.

　1960년대에도 백혈병 환자가 있었으나 거의 볼 수 없었으며 백혈병 환자가 있었다고 해도 요즈음처럼 환자를 위한 모금운동 같은 것을 하는 일은 거의 없었다. 왜냐하면 그 당시에는 백혈병을 부자(富者)들만 걸리는 부자병이라고 부르고 있었는데 실제로 부자들이나 부자들의 자녀들만 백혈병에 걸리므로 병원비를 모금할 필요가 없었던 것이다.

백혈병이 걸리게 되는 가장 큰 이유 중에 하나로 해열진통제의 부작용을 꼽을 수가 있다. 1960년대에는 사람들이 감기에 걸리면 우선 앞에서 설명한 대로 감기 자체를 대수롭지 않게 생각하였기 때문에 굳이 병원에 갈 필요성을 느끼지 못하기도 하였지만 병원에 가고 싶어도 병원비를 감당하기 어려워서 병원에 갈 수가 없었다. 따라서 당시의 서민들은 감기에 걸려도 해열진통제를 복용하는 경우가 거의 없었으나 반면에 부자들은 사소한 감기를 가지고 병원에 가서 병원치료를 받을 수 있었기 때문에 부자들만 백혈병에 걸리게 된 것이라고 생각된다.

많은 사람들이 굳게 믿고 있는 서양의학의 이론이 무언가 크게 근본적으로 잘못되었다는 필자의 주장에 대하여 사법당국에 필자를 고발을 하는 사람들도 있었다. 책의 내용이 의학적으로 진실인가 아닌가를 판단하는 주체는 검찰이나 경찰 등 사법당국이 아니다. 진실인가 아닌가 하는 문제는 약사, 의사, 한의사들이 함께 정확한 의학적 근거를 기초로 치열한 연구와 토론을 통해 판단을 해야 마땅할 것이다.

이미 서양에서는 아이가 감기에 걸렸을 때 항생제와 해열진통제의 처방에 매우 신중을 기하고 있으며 함부로 아이들에게 복용시키지 않는 것을 원칙으로 삼고 있다는 사실은 필자가 이 책에서 주장하는 의학적 이론들이 옳다는 것을 뒷받침하고 있다.

이 책 때문에 백신이나 항생제, 해열진통제, 홍삼제제, 녹용제제 등의 판매에 큰 지장이 있을 것이라는 걱정을 하는 분들이 있을지도 모른다. 걱정하지 마시라! 많은 사람들이 이 책을 읽는다 해도 책의 내용을 거의 믿지 않는다. 매우 소수의 사람들만 필자의 주장을 믿는다. 또한 믿는 사람들 중에서도 막상 자신의 아이가 열이 날 때 서양의학적 처치를 하지 않고 이 책에서 권하는 방법을 따라서 행동하는 사람들은 더더욱 적을 것이다. 따라서 판매에 큰 타격을 입지 않을 것이다.

아무튼 필자는 평생 너무나도 궁금한 일이 있다. 백신을 만드는 서구제약회사 CEO들은 자신의 아이에게 자신의 회사에서 만든 백신을 과연 접종시키는지 매우 궁금하다. 만약 필자의 주장이 근거가 박약하고 너무 과격하다는 생각을 하는 독자가 있다면 아래에 소개하는 책들을 읽어 보길 권한다. 대부분 의사가 저술한 이 책들은 제목부터 끔찍하며 더욱 과격한 내용을 담고 있다.

진정한 전문가란 자신이 받은 교육에 구속되거나 길들여지지 않는 사람이다. 자신이 받은 교육이 전부라고 믿지 않으며 교육받은 것들이 영원히 변하지 않는 진리라고 속단하지 않는다. 자신의 전문영역을 더욱 깊게 더욱 넓게 하기 위하여 사회적인 지위나 교육정도, 나이 등을 따지지 않고 스승을 구한다.

그리하여 자신이 통달하게 된 전문적인 지식과 지혜를 누구에게라도 가장 이해하기 쉽게 설명하고 전달할 수 있는 사람이야말로 진정한 전문가라고 말할 수 있다. 전문용어만 구사하면서 일반인들이 쉽게 이해할 수 없는 난해한 이야기만 늘어놓는 사람은 진정한 전문가가 아니다.

|추천도서|

- 나는 현대의학을 믿지 않는다 - 저자 로버트 S 멘델존
- 여자들이 의사에게 어떻게 속고 있나 - 저자 로버트 S 멘델존
- 여자들이 의사의 부당 의료에 속고 있다 - 저자 로버트 S 멘델존
- 의사에게 살해당하지 않는 47가지 방법 - 저자 곤도 마코토
- 없는 병도 만든다 - 저자 외르크 블레흐
- 병원에 가지 말아야 할 81가지 이유 - 저자 허현회
- 불량 제약회사(제약회사는 어떻게 의사를 속이고 환자에게 해를 입히는가) - 저자 벤 골드에이커
- 위험한 제약회사(거대 제약회사들의 살인적인 조직 범죄) - 저자 피터 괴체
- 에이즈는 없다 HIV/AIDS 가설의 옷 벗기기 - 저자 바라

우리 아이
열날 때 어떻게 하나?

초판 1쇄 발행 2018년 3월 16일
초판 2쇄 발행 2018년 4월 13일

지은이   임교환
발행인   임교환
발행처   도서출판 東醫韓方
주소   서울시 서초구 효령로 109 (방배동) 동의빌딩
전화   02-588-0909   팩스 02-588-0919
등록   제2018-000013호

디자인   한주희
인쇄   씨에이치피앤씨 · 02-2265-6116

ISBN 979-11-962953-0-1
값 14,000원

• 파본은 구입처나 본사에서 바꿔 드립니다.
• 이 책에 실린 글은 지은이의 동의 없이 무단전재와 복제를 금합니다.
• 이 책의 일부 또는 전체를 사용하려면 양측의 서면 동의를 얻어야 합니다.
• 지은이와 협의하에 인지는 생략합니다.